南少林骨伤流派传承工作室

# 南少林
# 理筋整脊手法图谱

主　编　王和鸣　王诗忠

副主编　陈水金　蔡树河

主编秘书　陈艺敏

中国中医药出版社
·北京·

图书在版编目（CIP）数据

南少林理筋整脊手法图谱/王和鸣，王诗忠主编. —北京：中国中医药出版社，2015. 4（2024.12重印）

ISBN 978-7-5132-2423-9

Ⅰ.①南… Ⅱ.①王… ②王… Ⅲ.①脊柱病—按摩疗法（中医）—图解 Ⅳ.①R244. 1-64

中国版本图书馆CIP核字（2015）第041377号

中国中医药出版社出版

北京经济技术开发区科创十三街 31 号院二区 8 号楼

邮政编码 100176

传真 010 64405721

廊坊市佳艺印务有限公司印刷

各地新华书店经销

\*

开本787×1092 1/16 印张7.25 字数101千字

2015年4月第1版 2024年12月第7次印刷

书 号 ISBN 978-7-5132-2423-9

\*

定价 45.00 元

网址 www.cptcm.com

# 编　　委 （以姓氏笔画为序）

丁怀利　　王心城　　方月龙

石莉华　　仲卫红　　杨文亮

宋红梅　　张光营　　陈开珍

陈艺敏　　陈少清　　陈乐春

陈秀明　　陈泽荣　　林志刚

郑　鑫　　郑其开　　洪昆达

曾雅琴

# 内容提要

　　本书共有三章，以图解文，以文说图，重点介绍南少林理筋、整脊手法和南少林功法。第一章南少林理筋手法，包括基本手型与步型，以及12种常用理筋手法；第二章南少林整脊手法，分部位简介南少林整脊手法特点，以及颈部、胸部、腰部整脊手法共45种；第三章南少林练功法，介绍南少林静功、南少林站桩功，以及颈部、胸部、腰背部、肩肘部、腕手部、下肢等练功法。主要供从事骨伤、整脊及推拿临床工作人员学习参考。

# 主编简介

王和鸣，男，1943年12月出生，1965年7月毕业于福建医学院医学系。现任福建中医药大学教授、主任医师、博士生导师，福建省骨伤研究所所长，兼任世界中医药学会联合会骨伤专业委员会执行会长、海峡南少林手法医学协会会长、中国中西医结合学会骨科微创专业委员会名誉主任委员、中华中医药学会骨伤分会副主任委员、《中国中医骨伤科杂志》执行主编等职。大学毕业后，任福建医学院附属协和医院骨外科医师，1978年调入福建中医学院。之前，受福建省卫生厅与福建中医学院派遣，师从我国著名骨伤科专家、南少林骨伤奇人林如高老中医，历经4年。1982年卫生部第一期中西医结合骨科进修班结业。1984年5月任骨伤系副主任，1987年9月任骨伤系主任，1992年6月至2006年2月任福建中医学院副院长，兼任福建省中医药研究院院长。先后主持国家自然科学基金"补骨方对骨折愈合的实验研究""巴戟天影响骨髓基质细胞转化的分子生物学研究"等科研课题20余项；主编《中医骨伤科学基础》《中医伤科学》《骨伤科学基础研究》《中医骨伤科学》等教材、专著20余部，发表学术论文200余篇，获部、省科技进步奖10余项；《我国第一个中医骨伤专业的创建与发展》获1989年度国家级优秀教学成果奖；《中医骨伤科基础课程体系的创立与发展》获2005年福建省优秀教学成果特等奖，2010年获国家精品课程。1984年获福建省政府省级奖励，1985年获福州市劳动模范称号，1989年获福建省优秀教师称号，1992年获国务院颁发政府特殊津贴，1994年获福建省"优秀专家"和"国家有突出贡献中青年专家"称号，2007年中华中医药学会授予"中医骨伤名师"称号，2008年荣获福建省高校名师奖。2012年国家中医药管理局批准成立"王和鸣全国名老中医专家传承工作室"与"南少林骨伤流派传承工作室"。2013年11月入选"福建省名中医"。

　　王诗忠，男，1963 年出生，1985 年 7 月毕业于福建中医学院。中医骨伤科学医学博士、教授、主任医师、博士生导师。现任福建生物工程职业技术学院党委书记、中国针灸学会针灸康复学专业委员会主任委员、中国康复医学会康复医学教育专业委员会副主任委员及中医学组组长、中国康复医学会中西医结合专业委员会副主任委员、世界中医药学会联合会自然疗法研究会副会长、中华中医药学会推拿专业委员会副主任委员、中国中西医结合学会养生与康复专业委员会副主任委员、中国医疗保健国际交流促进会健康产业专业委员会副主任委员、福建省中医药学会康复专业委员会主任委员及福建省康复医学会副会长。

　　为国家临床重点专科——中医康复科专科带头人、国家中医药管理局中医康复重点学科学科带头人、国家中医药管理局"十一五""十二五"重点专科康复协作组组长及颈椎病专病学术带头人。

　　从事临床医疗、教学及科研三十年，擅长脊柱及骨关节病的临床诊疗和研究。创新性地提出"通督强脊、调理脏腑、扶正固本"的脊柱病诊疗思想，总结出"颈椎三步五法""腰椎三步七法""舒筋止痛水拍打疗法""复方三七消痛软膏膏摩法""通督强脊脊柱导引术"等十余项临床适宜技术；研制出"舒筋止痛水""复方三七消痛软膏（原神农颈痛灵软膏）"等中药制剂，荣获中华人民共和国颁发的"用于治疗颈椎病的外用按摩软膏及制备方法和用途"发明专利；创立"颈椎病分期综合诊疗方案"，获得国家中医药管理局第四批中医临床适宜技术推广项目，面向社会推广；"舒筋止痛水拍打法""复方三七消痛软膏膏摩法"成为福建省面向基层、社区推广应用的适宜技术。

　　主持包括国家自然科学基金、科技部"十一五""十二五"科技支撑计划项目、国家中医药管理局中医药科学技术研究专项等科研项目十余项，主编教材及专著 8 部，发表学术论文 50 余篇。主编有《颈椎病社区康复》《图解南少林理筋整脊康复疗法》《临床疾病康复学》《推拿手法学》《推拿学》《康复推拿学》《康复评定学》及卫生部"十二五"规划教材、新世纪全国高等中医药院校创新教材等。荣获"中国中西医结合学会科学技术三等奖""福建省科技进步奖三等奖"等成果 7 项，获评全国第二届百名杰出青年中医。

# 前　言

　　福建少林寺长期以来在海内外有着广泛而深远的影响，已成为一种具有强烈文化认同的集体记忆。由于福建地处南方，故相对于北方的嵩山少林寺，人们习惯上又称为"南少林"。南少林的具体地理位置也成为大家关注的话题，目前公认的有莆田、泉州、福清三处。南少林在传承过程中集"禅""武""医"之大成。武者经常受伤，必须具备防伤治伤技能，因此"少林伤科"早已成为中医骨伤科的重要学术流派。

　　南少林骨伤流派已传承一百多年，近代南少林骨伤流派出现了福州林如高、漳州章宝春、泉州庄子琛、龙岩余添辉等一批名家，尤其是林如高老中医在海内外骨伤界有很大影响。清代道光年间，福州市盘屿林达年拜南少林高僧铁珠为师，练就了一身好武艺，尤其以"金狮拳"闻名遐迩，冠魁闽中。在习武的同时，寺僧还传授正骨整脊治伤秘法，林达年潜心学习，悬壶济世，成为一代名医。林达年将医术传给孙子林如高，林如高治疗罗瑞卿将军的腿伤，效果良好，周恩来总理指示："把他的医疗经验整理出来，留给后代，为人民服务"。1975 年起，福建省卫生厅先后派张安桢、王和鸣等与林老的儿子林子顺医师一起学习、整理林如高的医疗经验，其中包括理筋整脊手法。

　　南少林整脊手法的特点在于医武贯通、动作贯通、气息贯通。医武贯通即整脊手法与南少林功夫结合，"拳起于易，理成于医"，高度概括了武术与中医学之间的紧密关系。南少林整脊手法要求动作贯通，躯干与肢体的动作要求协调连贯，在"手随心转""手足相随"的同时，以腰为轴，"腰者要也"，腰为全身的枢纽，故腰部活动与整脊手法的配合，至关重要。南少林整脊手法还要注意和气息贯通一气，意识主导下的手法需和呼吸相配合。当实施上升和内合的手法时，要吸气；当进行下降和外开手法时，要呼气。手法和气息紧密结合，内外兼施，亦体现了中医学的整体观。

　　本书共有三章，第一章介绍南少林理筋手法，包括基本手型与步型，以及

12 种常用理筋手法；第二章介绍南少林整脊手法，包括南少林整脊手法特点，以及颈部、胸部、腰部整脊手法共 45 种；第三章介绍南少林练功法，包括南少林静功、南少林站桩功，以及颈部、胸部、腰背部、肩肘部、腕手部、下肢等练功法。

2011 年作者曾于人民卫生出版社出版《图解南少林理筋整脊康复疗法》一书，颇受欢迎。2012 年 12 月，"南少林骨伤流派"被国家中医药管理局列入第一批全国中医学术流派传承工作室建设单位，为了更好地继承与发扬南少林骨伤学术流派的特色，重新编撰与拍摄理筋、整脊及练功彩色照片，几易其稿，终将付梓，以飨读者。

由于编者水平有限，遗误之处在所难免，希望各位同仁不吝赐教，予以斧正。

南少林骨伤流派传承工作室

王和鸣全国名老中医专家传承工作室

2014.11.28

# 目 录
Contents

# 第一章　南少林理筋手法

理筋手法是指医生根据骨关节及其周围筋肉的解剖特点及伤患病理，在筋肉的相应部位施行手法，以松弛筋肉挛缩或粘连，疏通经络，流畅气血，调整脏腑功能，使患者恢复健康。

## 第一节　基本手型与步型

### 一、基本手型

**1.剑指**　四指并拢收于掌心，拇指或食指伸直，似出剑般指尖直达穴位或患部，医者全身放松，注意力集中于剑指（图 1-1-1）。

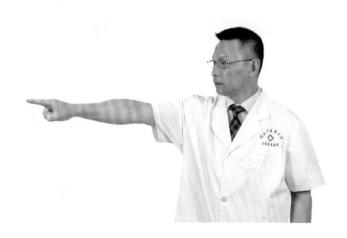

图 1-1-1　剑指

2.**格拳**　四指并拢收于掌心，大拇指扣于中指第二指节之上（图 1-1-2）。

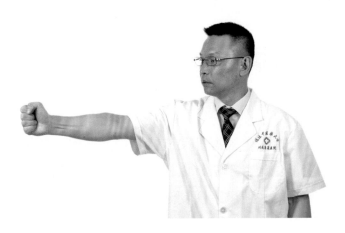

图 1-1-2　格拳

3.**推掌**　四指并拢伸直，大拇指弯曲扣于虎口处，掌面或尺侧直推患部（图 1-1-3）。

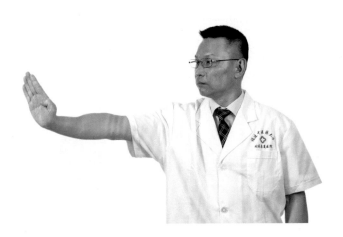

图 1-1-3　推掌

4.**探爪**　五指分开，虎口撑圆，五指的第一、二指间关节弯曲内扣（图 1-1-4）。

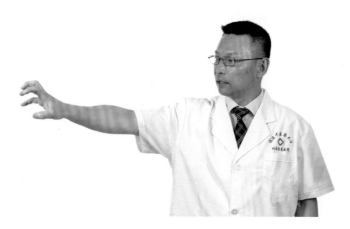

图 1-1-4 探爪

5. 钩手　拇指伸直外展，四指并拢，掌指与指间关节屈曲钩住患部筋肉或偏歪的脊柱棘突（图 1-1-5）。

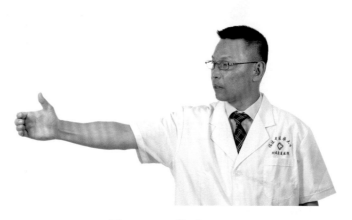

图 1-1-5 钩手

二、基本步型

1. 平行步　并步站立，左脚向左侧出一步，与肩同宽，屈膝略蹲（图 1-1-6）。

2. 弓步　两脚向前分开一大步，横向之间保持一定宽度，前腿屈膝前弓，大腿与地面平行，膝与脚尖上下相对，脚尖微内扣；后腿蹬直，脚跟离地，脚尖蹬地微内扣（图 1-1-7）。

3. **马步**　开步站立，两脚间距约为本人脚长 2 ~ 3 倍，屈膝半蹲，大腿趋于水平（图 1-1-8）。

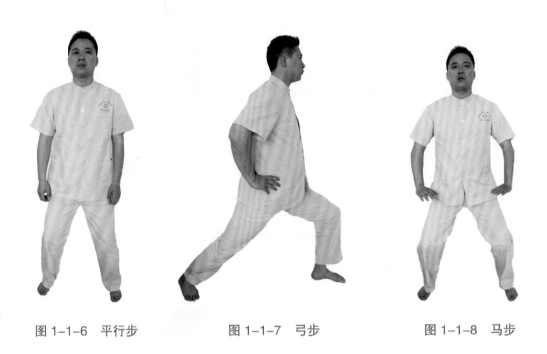

图 1-1-6　平行步　　　　　图 1-1-7　弓步　　　　　图 1-1-8　马步

# 第二节　理筋手法

治疗各种骨伤疾患，尤其筋伤或康复治疗时，应熟练掌握各种理筋手法，现归纳 12 种介绍如下：

## 一、触按

**手法**　用手指、手掌或肘尖在患处体表逐渐用力下压。操作时要求按压方向要垂直，用力由轻到重，稳而持续。

**功用**　触摸是一种诊断手法，可了解病变的部位及其患部形态的改变；按压是一种较强刺激的手法，作用力可达深部组织。触按适用于各种急性损伤、慢性劳损及风湿痹痛等，具有舒筋活血、消肿止痛、松弛痉挛、解除粘连、散结软坚等功用。

1. 滑触　右手中指按在棘突上，食、环两指分按其旁，用力从上向下滑触，检查棘突有无高低或偏移；通常背上棘旁可见两道红线，了解脊柱有无侧弯（图1-2-1）。

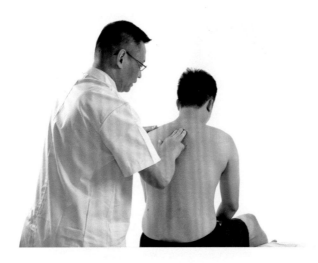

图1-2-1　滑触

2. 单拇触诊　用一手拇指指腹桡侧在患处与肌纤维、脊柱纵轴方向垂直依次左右触摸，检查患处有无异常（图1-2-2）。

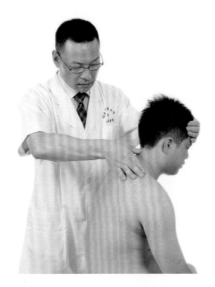

图1-2-2　单拇触诊

3. **双拇触诊** 双手四指微屈，拇指轻度背伸外展成"八"字式，用双手拇指指腹桡侧在患处与肌纤维、脊柱纵轴方向垂直依次左右触摸，检查患处有无异常（图1-2-3）。

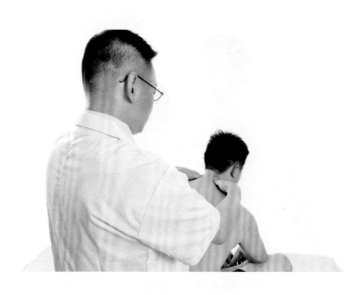

图 1-2-3 双拇触诊

4. **指按** 用拇指或食、中、环三指指腹按压患部（图1-2-4A、B）。

5. **掌按** 用掌根、鱼际或全掌按压患部，单掌或双掌重叠按压均可（图1-2-5A、B）。

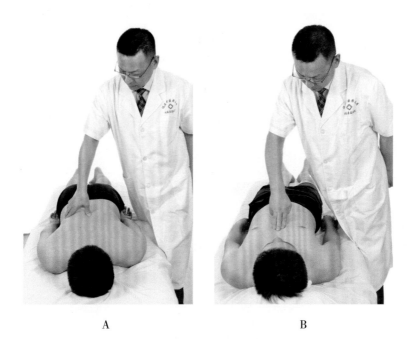

A　　　　　　　　　　B

图 1-2-4　指按

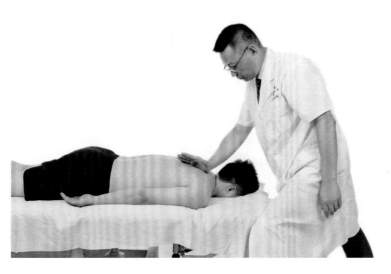

A

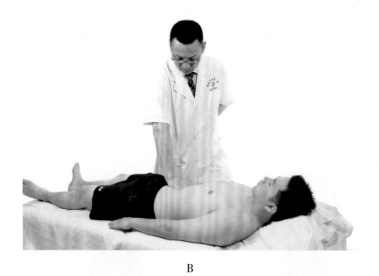

B

图 1-2-5  掌按

6. 肘按  医者屈肘，用肘尖按压患部（图 1-2-6）。

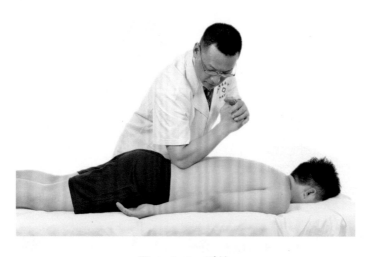

图 1-2-6  肘按

7. 拳按 医者单手或双手握拳，用掌指关节及第一指节背侧用力，按于患部（图1-2-7）。

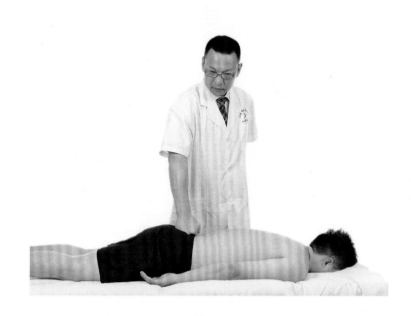

图1-2-7 拳按

## 二、摩抆

**手法** 用手掌或指腹在患处作单向、来回或环形摩擦。操作时肘部微屈，腕部放松，手掌或指腹轻放在患处体表，动作轻柔、缓和而有节奏。

**功用** 本法动作轻柔缓和，作用较浅表，一般在理筋手法开始或结束时使用，适用于全身各部，尤其是胸腹胁肋挫伤疼痛，能缓解肌肉紧张状态，具有祛瘀消肿、镇静止痛、理顺筋脉等功用。

1. 指摩 用食、中、环三指指腹在患处作环形摩擦（图1-2-8）。
2. 掌摩 用手掌掌面在患处作环形摩擦（图2-2-9）。
3. 擦法 用手掌面、大鱼际或小鱼际在患处作直线来回摩擦（图1-2-10）。

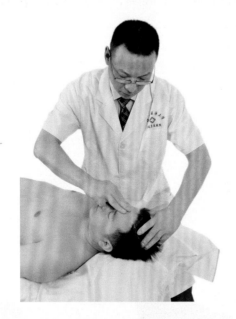

图 1-2-8　指摩

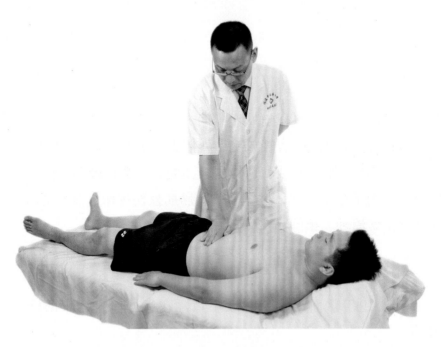

图 1-2-9　掌摩

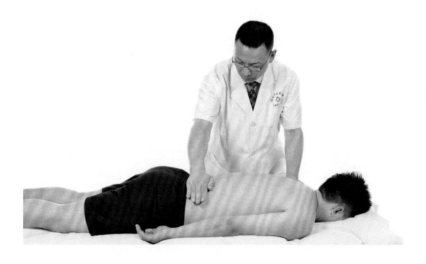

图 1-2-10　擦法

4. 抹法　用单手或双手的指面、掌面着力，紧贴患部皮肤，进行上下、左右或弧形曲线的单向或往返移动，称为抹法。可分为拇指抹、四指抹、掌抹或大鱼际抹等（图 1-2-11）。

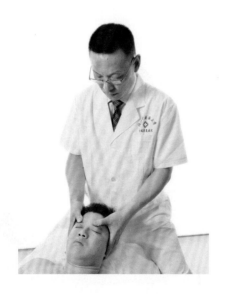

图 1-2-11　抹法

5. 捋顺  用一手或双手掌面紧贴在肢体表面，缓缓作推摩动作，由肢体近端推向远端为捋，由肢体远端推向近端为顺，双手同时向远近端肢体推摩，称为捋顺（图1-2-12A、B）。

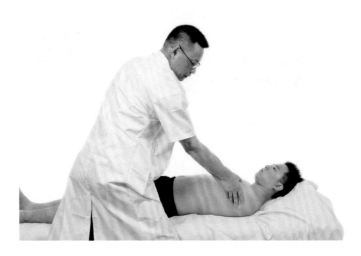

A

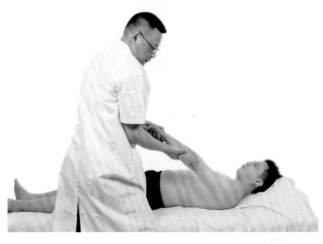

B

图1-2-12  捋顺

三、推刮

**手法**　用指、掌、拳、肘及器具等着力于一定部位上，进行单方向的直线推动。操作时用力要稳，速度要缓慢，着力部分要紧贴皮肤。

**功用**　推刮用力较大，刺激较强，适用于全身各部位的风湿痹痛、陈伤旧患及筋肉拘挛等，具有疏通经络、消瘀散结、解除痉挛等功用。

1. 推法　用拇指、手掌面、掌尺缘、掌根部、拳头、肘后在患处作单方向的直线推动（图1-2-13A、B）。

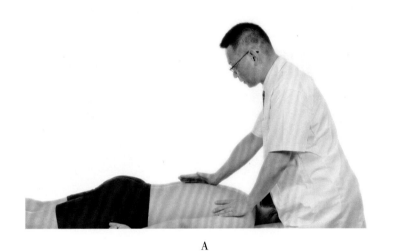

A

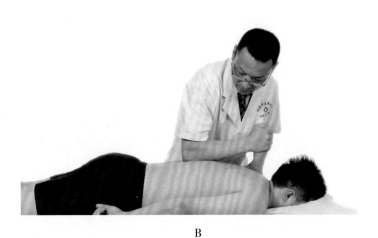

B

图 1-2-13　推法

2. 刮法    用拇指、食指、中指指间关节或小鱼际作单方向快速推刮，以皮肤出现紫红色瘀斑为度（图1-2-14）。

3. 器具刮法    用牛角按摩片等器具的光滑边缘蘸药油、乳胶剂或植物油在患部作单方向快速刮动，以皮肤出现紫红色瘀斑为度（图1-2-15）。

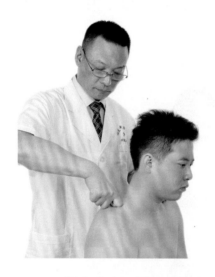 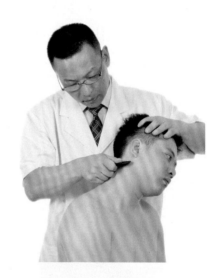

图 1-2-14　刮法　　　　　　　　　图 1-2-15　器具刮法

四、拿法

**手法**    用拇指和其余四指相对，提拿筋肉，有节奏地做间断或推进式揉捏动作。可单手拿捏，也可双手同时进行。操作时动作要缓和而有连惯性，用力要由轻到重，不可突然用力。

**功用**    本法刺激较强，主要应用于颈项、脊背、肩部及四肢的皮肤、肌肉、肌腱等处，适用于颈肩痛、腰背痛及关节筋骨酸痛等症，具有祛风散寒、开窍止痛、缓解肌痉挛等功用。

1. 单手拿法    临床上根据患者需要操作的部位和医者相应着力手指的多寡，分为二指拿法、三指拿法、四指拿法、五指拿法（图1-2-16）。

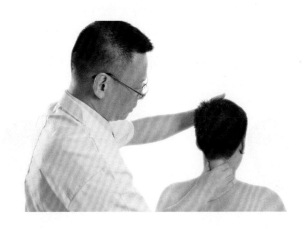

图 1-2-16　单手拿法

2. **双手横拿**　两手分别捏住脊背或肢体上下筋肉横向拿筋，逐渐向中央靠拢（图 1-2-17）。

3. **双手直拿**　两手分别捏住脊背两侧筋肉，从下往上直向拿筋（图 1-2-18）。

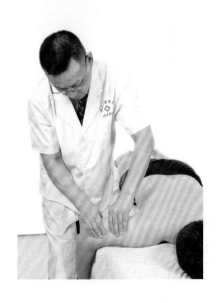

图 1-2-17　双手横拿

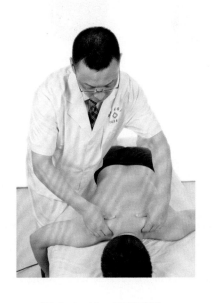

图 1-2-18　双手直拿

4. **伸指捏法**　医者用拇指桡侧缘顶起皮肤，食中环指前按，四指同时用力提拿皮肤，双手交替夹捏向前移动（图1-2-19）。

5. **屈指捏法**　食指屈曲，用食指中节桡侧顶住皮肤，拇指前按，两指同时用力提拿皮肤，双手交替夹捏向前移动（图1-2-20）。

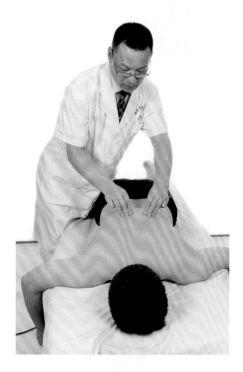 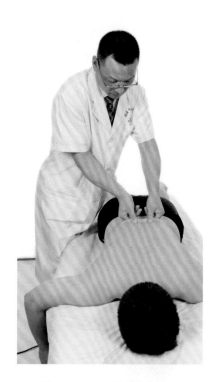

图 1-2-19　伸指捏法　　　　　图 1-2-20　屈指捏法

## 五、弹拨

**手法**　弹筋是拇指与食指指腹相对，用力提捏肌肉或肌腱，再迅速放开使之弹回原位的一种手法；拨络是以拇指或其他手指指端置于肌肉、肌腱等组织一侧，作与其走行垂直方向的往返拨动，如弹拨琴弦状。弹筋与拨络可单独应用，亦可综合应用。操作时的力量应由轻渐重，动作要柔和，富有弹性与节奏感。如指力不足时，可双手指并列或重叠弹拨，以增加力量。

功用 本法的刺激较为强烈，常用于颈、肩、腰背及四肢的肌肉起止点或肌腹与肌腱交界处，适用于肌肉、肌腱因外伤、劳损、风湿引起的移位、剥离、粘连、肥厚、增粗等，具有舒筋活络、畅通气血、松解粘道等功用。

1. 弹筋 又称提弹法。医者拇指与食中环小指（或拇食两指）末节的指腹相对，用力捏紧患者肢体浅表部位的肌肉或肌腱，提拉并迅速滑脱，回归原位，如拉放弓弦状（图1-2-21）。

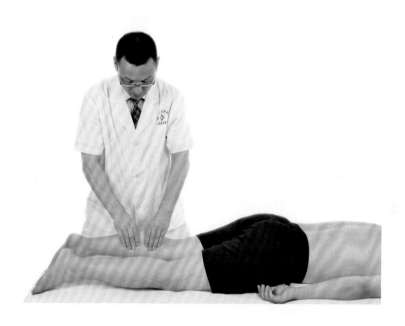

图 1-2-21 弹筋

2. 拨络 医者用拇指或其他手指的指端用力，深按于患者经络、肌肉、肌腱上，作状如弹拨琴弦样的往返拨动（图1-2-22）。

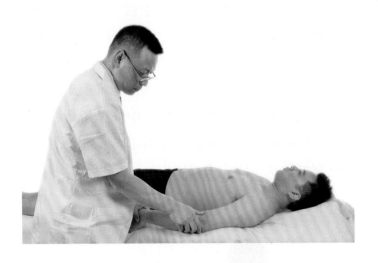

图 1-2-22 拨络

## 六、揉搓

**手法** 用手指指腹、掌根部或大、小鱼际在一定部位作轻柔和缓的环旋动作，称为揉法。用两手手指、手掌相对夹住肢体的一定部位，作相反方向的来回搓动，称为搓法。操作时指、掌应紧贴皮肤而不移，动作要轻柔、富有节律，频率约每分钟 60 ～ 120 次。

**功用** 揉搓动作和缓，刺激量小，多在疼痛部位局限、软组织损伤或强手法后应用，具有解痉镇痛、行气活血、松解肌痉挛等功用。

1. **指揉** 用拇指或食、中、环指指腹在患处作轻柔的环旋揉动（图 1-2-23）。

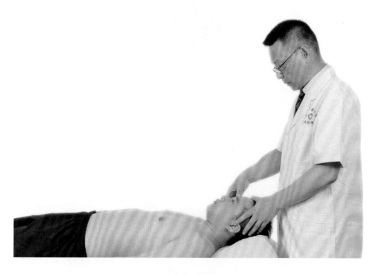

图 1-2-23　指揉

2. 掌揉　用掌根或大、小鱼际在患处作轻柔的环旋揉动（图 1-2-24）。

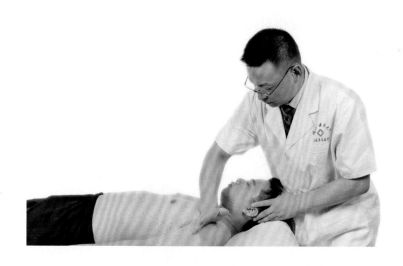

图 1-2-24　掌揉

3. 运揉　指揉或掌揉的同时，在治疗部位作螺旋形的推进动作（图 1-2-25）。

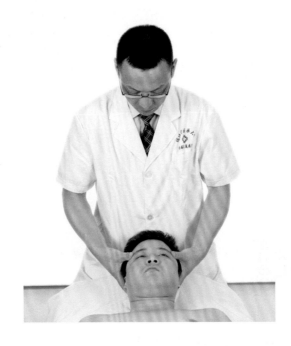

图 1-2-25　运揉

4. 指搓　用两手指腹相对用力作相反方向的来回搓动,适用于颈部(图 1-2-26A、B )。

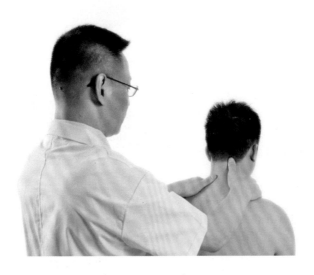

A

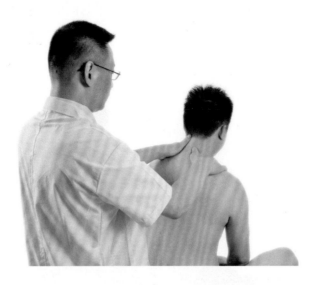

B

图 1-2-26　指搓

5. 掌搓　用手掌或大小鱼际相对用力作相反方向的来回搓动，适用于四肢（图 1-2-27）。

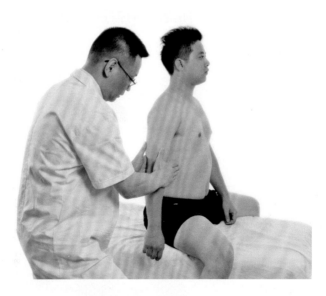

图 1-2-27　掌搓

6. 运搓　双手掌口夹住一定部位快速搓揉的同时,作上下往返移动(图1-2-28)。

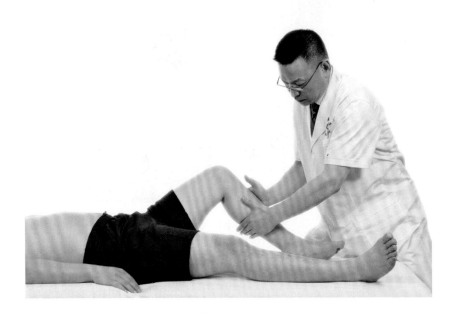

图 1-2-28　运搓

7. 指捻　用拇指与食指的指腹相对捏住患指(趾),作来回搓捻动作(图1-2-29)。

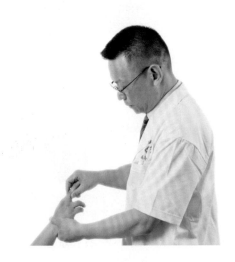

图 1-2-29　指捻

七、点穴

**手法** 用拇、中指指尖或拇、食、中指近侧指间关节屈曲背突处点按某一穴位。又称为穴道按摩、指针疗法。手法操作要求指端在穴位处逐渐加压，由轻到重，稳而持续。

**功用** 接触面积小、刺激量中等，适用于颈肩、腰背、四肢伤筋及各种损伤伴有内证者，具有舒筋活络、行气活血、调和脏腑、平衡阴阳等功用。

1. 指尖点穴 用拇、中指指尖点按某一穴位（图1-2-30）。

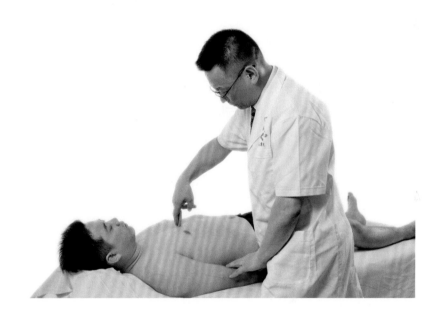

图 1-2-30 指尖点穴

2. 指节点穴 用拇、食、中指近侧指间关节屈曲背突处点按某一穴位（图1-2-31）。

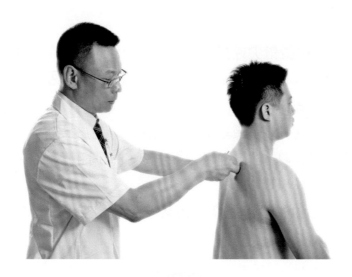

图 1-2-31 指节点穴

3. 摆动点穴 用大拇指指端着力于穴位上,沉肩、垂肘、悬腕、握空拳,通过腕部摆动和拇指关节的屈伸活动,使力持续地作用于经络穴位上,频率为每分钟 120 ～ 160 次(图 1-2-32)。

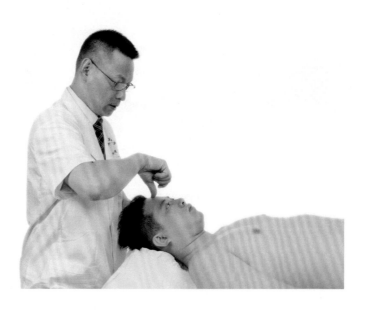

图 1-2-32 摆动点穴

八、振颤

手法 在按压或点穴手法的基础上，上肢肌肉急剧收缩发出振颤动作，通过指尖或拳、掌传导到患处。操作要求前臂和手部的肌肉要强力静止性用力，不要左右摆动，使力量集中于指端或拳、掌上，而在患者身上发生振动，振动频率要快，每分钟可达到200次以上。一般单手操作，必要时可双手同时或重叠操作。

功用 本法可使局部筋肉、经络、穴位受到振激，适用于全身各部位和穴位，具有疏通经络、调和气血、祛瘀消积、舒筋止痛等功用。

1. 指振法 用拇指或中指指端紧压患部发出振颤（图1-2-33）。

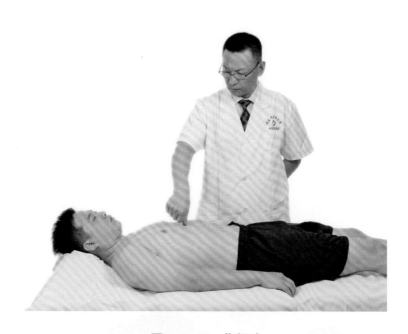

图 1-2-33 指振法

2. 掌振法 用手掌掌面或侧掌紧贴患部而发出振颤（图1-2-34）。

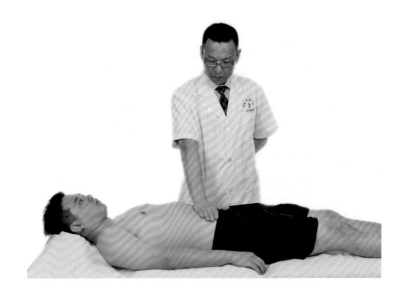

图 1-2-34 掌振法

3. 拳振法　医者握拳,用近节或中节指骨背面紧贴患部而发出振颤(图 1-2-35)。

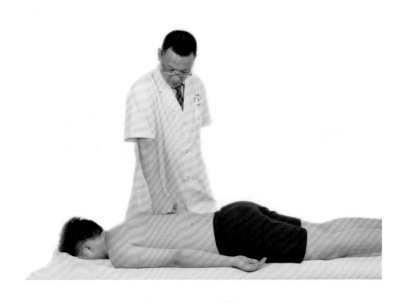

图 1-2-35 拳振法

## 九、㨰摇

手法 用手背尺侧缘、掌指关节及指间关节突出部在患部皮肤上滚动，称为㨰法。用一手握住（或扶住）关节近端的肢体，另一手握住关节远端的肢体，作顺时针或逆时针方向摇转，称为摇法。施行㨰法时，着力点应紧贴体表，通过腕关节内外旋或屈伸的连续动作完成，运用压力要均匀，动作要协调而有节律，一般频率为每分钟120～160次。施行摇法时，动作要稳而缓和，幅度由小到大，用力由轻到重，速度由慢到快。㨰法与摇法可分别施行，也可协同应用，称为㨰摇（图1-2-36A、B）。

功用 㨰法轻柔缓和，刺激量小，适用于全身各部位，具有舒筋活络、消肿止痛、解痉镇挛等功用。摇法适用于颈项、腰部及四肢等关节部位，具有滑利关节、松解粘连、增强关节活动等功能。

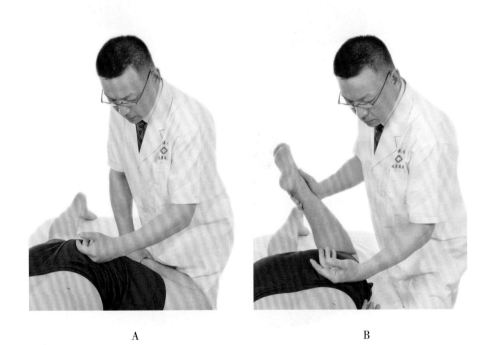

A                              B

图 1-2-36 㨰摇法

十、扳旋

手法 用双手作相反或同向扳动，使关节伸展或旋转，又称回旋法，可认为是摇法的加强手法。操作时动作必须缓和，用力要稳，两手动作要配合协调（图1-2-37A、B）。

功用 常用于颈部、腰部及四肢关节部，具有滑利关节、松解粘连、整复骨错缝及纠正肢体畸形等功用。

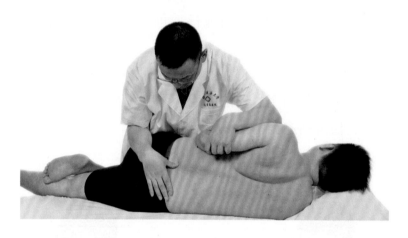

A

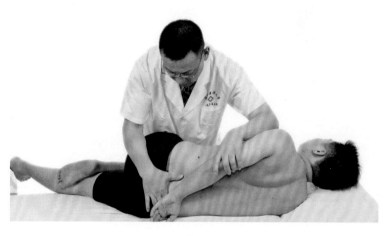

B

图1-2-37 扳旋法

## 十一、牵抖

**手法**　用手握住患者肢体远端，先轻轻牵拉或提起，然后沿单一方向，稍用力作小幅度成波浪形的上下抖动。操作时动作要连续，抖动幅度要小，频率要快，抖上肢每分钟约 200 次，抖下肢每分钟约 100 次。

**功用**　本法适用于腰脊及四肢部，以上肢较为常用，常作为治疗的结束动作，具有舒筋活络、放松肌肉、滑利关节等功用。

1. 牵拉　医者双手分别握住肢体近、远侧，或在助手的配合下，沿着肢体或脊柱纵轴对抗牵拉（图 1-2-38）。

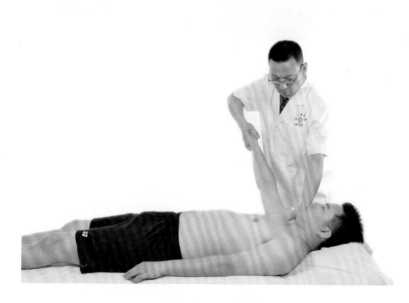

图 1-2-38　牵拉

2. 抖上肢　医者双手握住患者腕部，先将其向前外侧方向提起，然后稍微用力作小幅度上下连续颤动（图 1-2-39）。

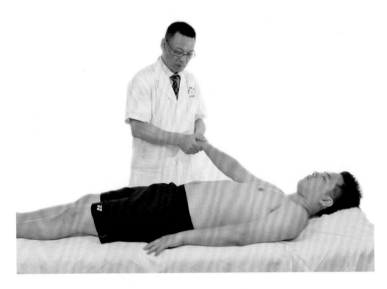

图 1-2-39　抖上肢

3. 抖下肢　患者俯卧，医者用双手握住患者踝部，先将其内旋并抬起，然后用力作上下连续抖动（图 1-2-40）。

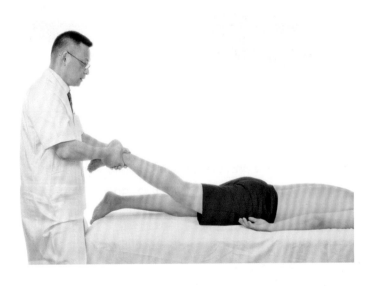

图 1-2-40　抖下肢

## 十二、叩击

**手法**　用手掌、拳、指或棍棒击打体表一定部位。操作时要平稳，用力恰当而有节奏。

**功用**　本法适用于头痛、腰背及四肢酸痛、肌痉挛、麻木等症，具有调和气血、促进局部血液循环、解痉止痛等功用。

1. 拍法　用虚掌拍打体表（图1-2-41）。

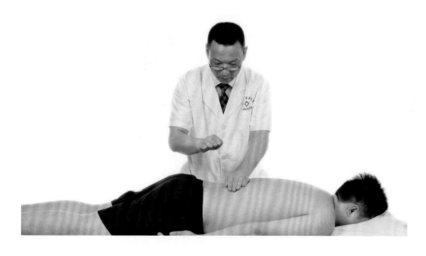

图1-2-41　拍法

2. 拳击　手握空拳，腕伸直，用掌背、掌心或拳侧叩击患部（图1-2-42）。

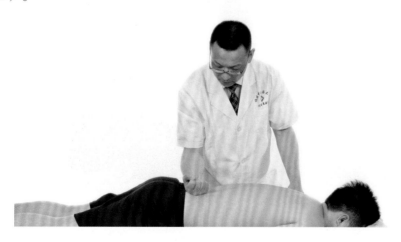

图1-2-42　拳击

3. 掌根击　手指微屈，自然放松，腕伸直，用掌根部击打患部（图1-2-43）。

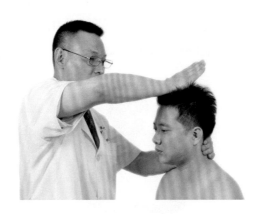

图 1-2-43　掌根击

4. 掌侧击　手指伸直，腕略背屈，用单手或双手小鱼际部击打患部（图1-2-44）。

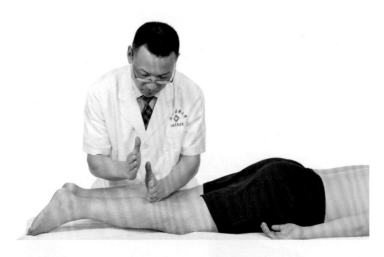

图 1-2-44　掌侧击

5. 指尖击 用指端轻打患部，如雨点下落（图1-2-45）。

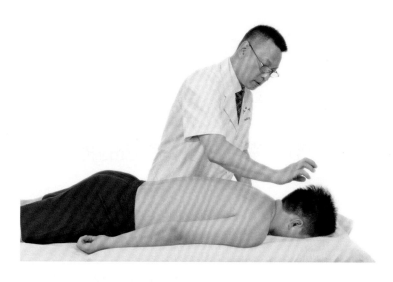

图1-2-45 指尖击

6. 啄法 五指指端合拢平齐，如鸡啄米状叩击患部（图1-2-46）。

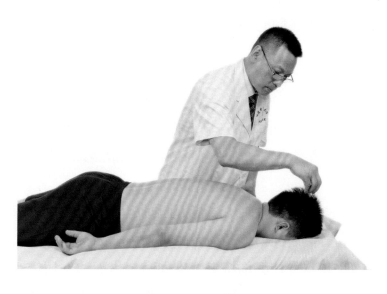

图1-2-46 啄法

# 第二章 南少林整脊手法

## 第一节 南少林整脊手法的特点

南少林整脊手法的特点主要有以下几个方面：

### 一、医武贯通

整脊手法与南少林功夫结合。南少林在传承过程中，禅、医、武结合使之成为最能体现中华丰富文化底蕴的瑰宝，"拳起于易，理成于医"高度概括了武术与中医骨伤科之间的紧密关系。武术主要由搏击格斗的实战要求而发展，武者经常受伤，需具备骨伤科医疗技术；而骨伤科医生需要习武以强壮体魄，同时将武术的一些基本动作融入治疗手法中，提高疗效。

### 二、动作贯通

躯干与肢体的动作要求协调连贯，在"手随心转""手足相随"的同时，应以腰为轴。"腰者要也"，腰为全身的枢纽，故腰部活动与整脊手法的配合至关重要。

一般整脊手法以患者屈曲位居多，同时施术者通常不注意脊柱、椎间盘、神经根和脊髓之间的解剖关系，盲目施行某种单一手法，使疗效受到影响。本法根据脊柱解剖特点、椎间盘突出症的发病机制、生物力学原理及多年临床实践体会，做到动作与病情贯通，辨证施术。例如腰椎间盘突出症，按突出位置分为肩上型、腋下型与交替型；按活动范围分为前屈型、后伸型及僵直型，而整脊手法分为坐位、卧位、立位及蹲位等不同姿势，同时针对椎间盘突出症的不同类型选择前屈、中立及后伸等不同体位，手法亦有牵引、旋转、侧扳、侧倾、叠按、屈伸、晃抖、踩跷等不同种类，尽可能使患者处于舒适的体位，并采用快捷、轻巧的手法而获得成功。

### 三、气息贯通

"气"是中医所指的"真气""肾气"，"息"是指呼吸之气，"真气"与呼吸之气是不可分割的。两者需协调一致，互为因果。要达到气息贯通，练习者要用自己的心理、意识活动去控制呼吸和影响真气的运动，真气受呼吸的影响，呼吸是真气的动力，真气可由意识活动的控制而运行，称为"以意领气""气随意行"，使气息两者贯通一气。

整脊手法要和气息贯通一气，意识主导下的手法要和呼吸相配合。当施行上升和内合的手法时，要吸气；当施行下降和外开手法时，要呼气。呼吸的快慢，要随着手法的急缓而变化。手法的节奏是和呼吸及真气紧密结合的，且有一定的规律。在气息的锻炼方面，初时可自然呼吸，进而和动作相结合，要求缓慢、柔和、均匀、深长的腹式呼吸。

### 四、适应证与禁忌证

#### （一）适应证

本套手法分为颈、胸、腰三部，共45种具体的整脊手法，既注重继承南少林功夫的传统技巧，又充分结合作者临床实践经验，可治疗下列疾患：

1.各种脊柱病，如落枕、颈椎病、岔气、腰部扭挫伤、腰椎间盘突出症及腰椎管狭窄症等。

2.整复脊柱关节错位，如寰枢关节半脱位、骶髂关节半脱位、胸椎及腰椎小关节紊乱症等。

3. 松弛脊柱周围筋肉挛缩或粘连。

4. 疏通经络，流畅气血，调整脏腑功能。

## （二）禁忌证

1. 脊髓损伤或受压。

2. 老年性骨质疏松、久病体弱者。

3. 急性传染性疾病和恶性肿瘤者。

4. 严重心、脑、肝、肾疾病者。

5. 整脊部位有严重皮肤损伤及皮肤病者。

6. 有精神疾患、更年期者。

7. 有出血倾向和血液病者。

8. 饥饿及饱餐后半小时以内、醉酒者。

9. 孕妇、妇女月经期等。

# 第二节　颈部整脊法

颈部整脊法适用于落枕、颈部慢性劳损、颈椎病、颈肌筋膜炎及颈椎小关节紊乱症等，具有松解肌肉痉挛、滑利关节及整复颈椎骨错缝等功用。患者体位分为坐位与卧位二种，以下前九种手法患者取坐位，后六种手法患者取卧位。

## 一、牵颈摇头法

**体位**　患者端坐，医者立其身后，双手拇指置于耳后乳突处，其余四指托住下颌。

**手法**　医者双前臂压住患者双肩，双手腕立起，牵引颈椎，在维持牵引下先左右摇转头部 3～5 次，然后再作头部前屈、后伸运动 3～5 次（图 2–2–1A、B）。

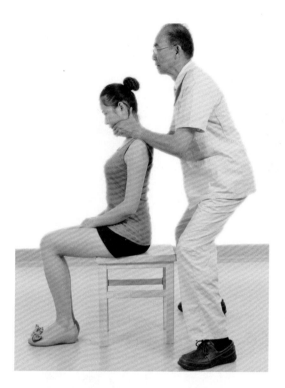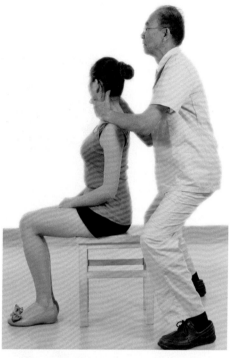

A　　　　　　　　　　　　　　B

图 2-2-1　牵颈摇头法

## 二、揉颈旋头法

体位　　患者端坐，医者立其后，医者一手拇指按在患者颈部痉挛的肌肉处，另一手托住患者下颌，保持颈椎牵引力，同时用肩部顶住患者伤侧颞枕部以固定头部。

手法　　医者一手按揉颈部痉挛的肌肉，另一手托住下颌骨，将患者头部缓缓向健侧旋转（图 2-2-2A、B）。

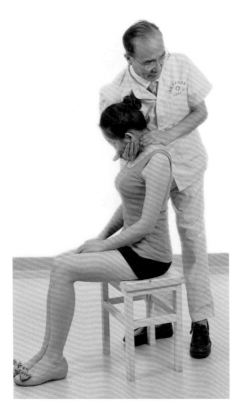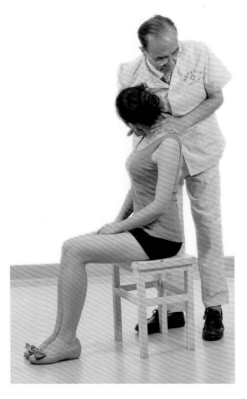

A                     B

图 2-2-2　揉颈旋头法

### 三、快速旋颈法

**体位**　患者端坐，头部略前屈。

**手法**　医者立其后，一手扶住患者头顶，另一手托住下颌，先轻轻左右摇转头部 3~5 次，使患者颈项部肌肉放松，然后医者双手向相反方向用力，使头部向一侧快速旋转，此时常可听到弹响声（图 2-2-3A、B）。

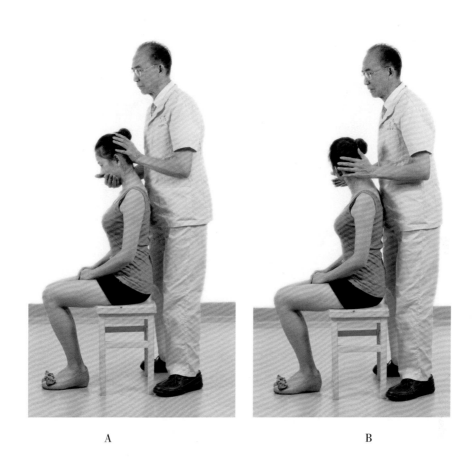

A                                          B

图 2-2-3　快速旋颈法

## 四、卡颈侧扳法

**体位**　患者端坐，医者立其后。

**手法**　医者一手虎口卡压患侧颈根部，另一手按住对侧头顶部，两手相对用力侧推，使颈部侧屈的活动度逐渐增大，当抵达一定幅度感到有阻力时，再稍加力量快速侧推，常可听到弹响声（图 2-2-4A、B）。

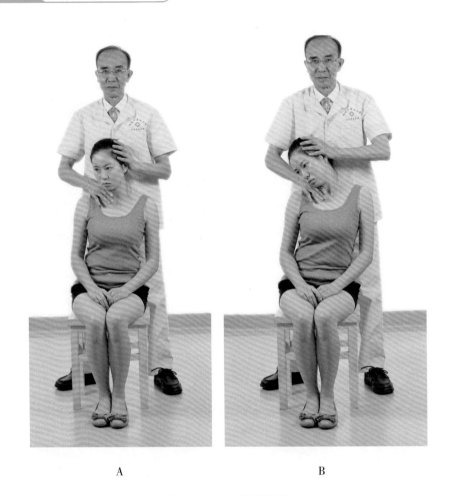

A                                           B

图 2-2-4　卡颈侧扳法

### 五、双人旋颈法

**体位**　患者端坐，头部移向患侧。助手立其前偏患侧，双手按压患者头部两侧颞颊部，保持患者头部前屈旋转姿势，医者立其后，用一手拇指顶住高起且有压痛的棘突，其余四指轻扶健侧颈项部，另一手掌心托扶患者下颌。

**手法**　维持上述姿势下，医者两手协同将患者头颈部向患侧扳动，使患者头颈部沿矢状轴向外上方旋转 30°～45°，医者顶抵棘突之拇指用力向健侧水平方向顶推，此时可听到颈椎的弹响声，同时可感觉指下棘突向健侧位移（图 2-2-5A、B）。

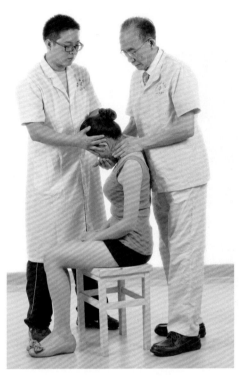 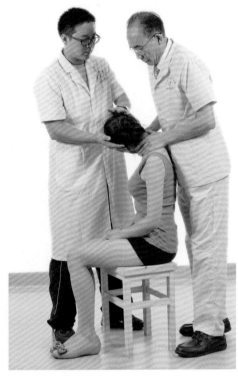

A

B

图 2-2-5 双人旋颈法

## 六、定点旋颈法

**体位** 患者端坐，医者立其后，一手拇指顶住高起且有压痛的棘突或横突，其余四指轻扶健侧颈项部，另一手先使患者头颈部前屈 35°，再向健侧偏 45°（或患者能忍受的最大限度），医者上半身躯体前俯，用前胸按压住患者头部，以保持患者头颈部前屈、侧偏的姿势。

**手法** 医者手掌托扶患者下颌，将患者头颈部向患侧外上方扳动，使头颈部沿矢状轴旋转 45°；与此同时，医者顶抵棘突或横突之拇指用力向健侧顶推，此时可听到颈椎的弹响声，同时觉指下棘突或横突向健侧位移（图 2-2-6A、B）。

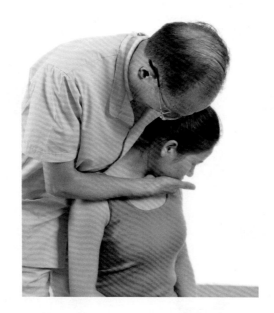

A

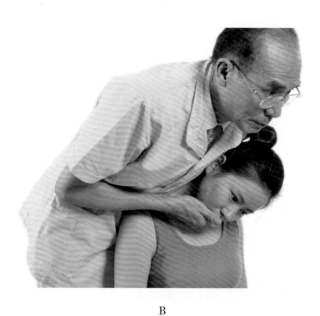

B

图 2-2-6　定点旋颈法

## 七、扳颈拔伸法

体位 患者端坐，医者立其后。医者一手扶住患者头部，另一手握住患侧手部 2 ~ 5 指，肘部顶住患者肘窝部。

手法 医者一手推按患者头部向健侧，另一手令患者屈肘，牵伸手臂，向相反方向用力（图 2-2-7A、B）。

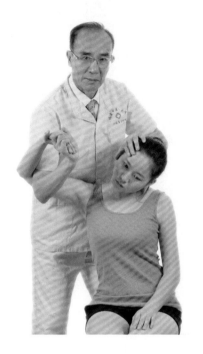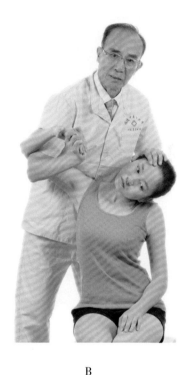

A                                    B

图 2-2-7 扳颈拔伸法

## 八、压肩旋颈法

体位 患者端坐，医者立其后。

手法 医者一手压患者肩前，固定患者躯干；另一侧肘部扶托患者下颌，手按患者项部，轻轻向上牵引，然后慢慢地向左或向右旋转，动作需稳而有力，幅度逐渐增加，可听到颈椎的弹响声（图 2-2-8A、B）。

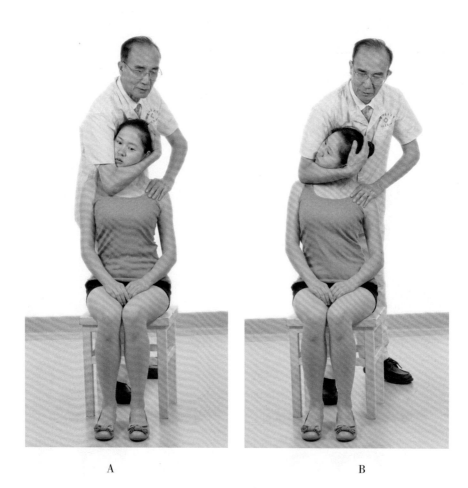

A  B

图 2-2-8　压肩旋颈法

## 九、抱头蹬腿法

**体位**　患者端坐，医者平行步立其后。

**手法**　一手拇指顶住高起且有压痛的棘突或横突，另一侧肘部托住患者下颌，手抱患者头部，贴肩以固定患者头颈部前屈、侧偏的姿势。在此姿势下，医者蹬腿向上用力，将患者头颈部向患侧外上方扳动；医者顶抵棘突或横突之拇指用力向健侧方向顶推，此时可听到颈椎的弹响声（图2-2-9A、B）。

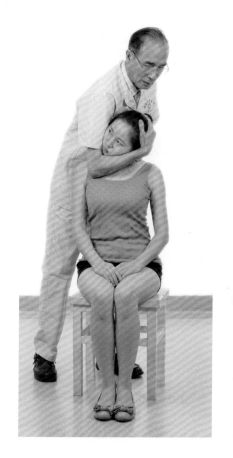 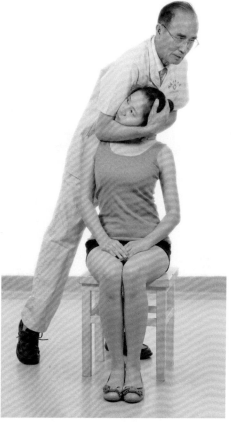

A                                    B

图 2-2-9　抱头蹬腿法

## 十、仰卧牵伸法

体位　患者仰卧位，医者马步站在患者头部前方，双手分别置于面颊及颞部。

手法　医者先牵引患者颈部，并轻轻摇晃，使颈部肌肉放松，在维持牵引下，双手逐渐用力使患者颈部向左与向右旋转（图 2-2-10A、B）。

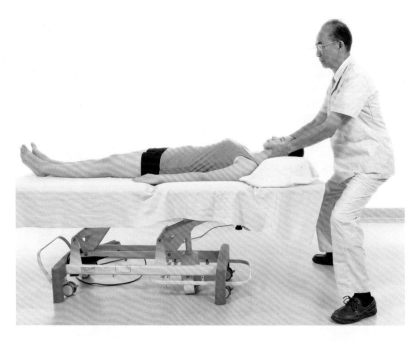

A

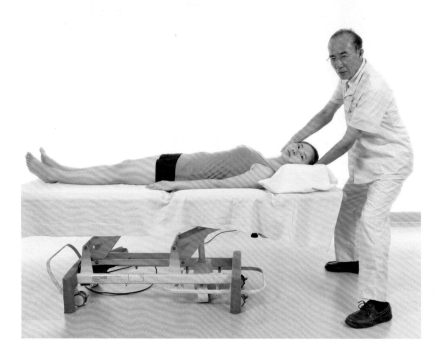

B

图 2-2-10　仰卧牵伸法

## 十一、按头推肩法

体位 患者仰卧位，头转向健侧。医者马步立于床前。

手法 医者一手托住患者后枕，前臂压着头部；另一手推患侧肩部，双手反向用力，可听到颈椎的弹响声（图 2-2-11）。

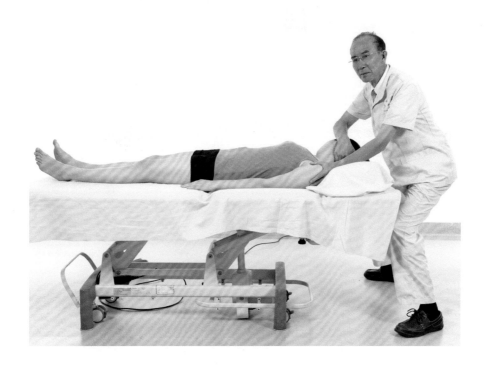

图 2-2-11 按头推肩法

## 十二、叉手顶颈法

体位 患者仰卧位，头中立位。医者马步立于床前。

手法 医者双手交叉抱拳，拇指向上顶住患者颈后患椎上，双前臂夹住患者面颊部向上牵引，可向左右旋转松弛患者项部肌肉，在头中立位下，医者双手向上发力，可听到颈椎的弹响声（图 2-2-12A、B）。

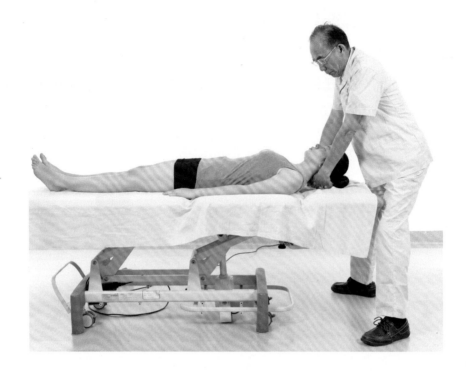

A

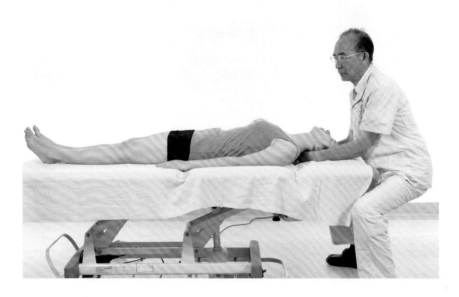

B

图 2-2-12　叉手顶颈法

## 十三、按颈旋头法

体位　患者仰卧位，头转向健侧。医者弓步立于床前。

手法　医者一手拇指按住患侧高起且有压痛的颈椎横突或关节突，其余四指轻扶患者下颌部；另一手将患者头部上托（上颈椎稍上托，中颈椎上托30°，下颈椎尽量上托），然后发力向前、向上45°旋转，可听到颈椎的弹响声（图2-2-13A、B）。

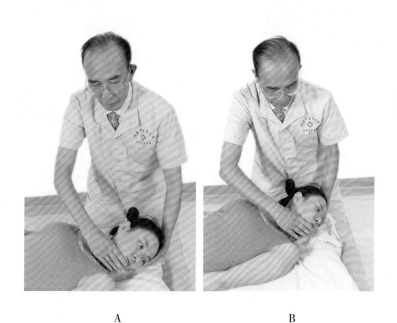

A                    B

图2-2-13　按颈旋头法

## 十四、托颌推肩法

体位　患者俯卧位，头转向患侧。医者弓步立于床前。

手法　医者一手托住患者下颌，前臂压着头部；另一手推患侧肩部，双手反向用力，可听到颈椎的弹响声（图2-2-14A、B）。

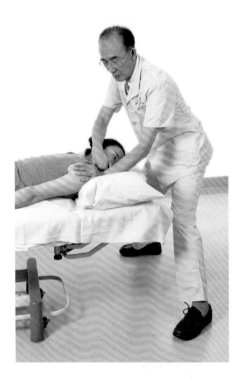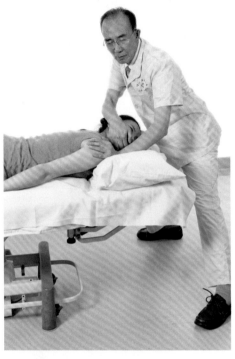

A                                          B

图 2-2-14　托颌推肩法

十五、俯卧旋颈法

**体位**　患者俯卧位，头转向患侧；医者弓步立于床前。

**手法**　医者一手拇指按住患者高起且有压痛的横突或关节突，其余四指轻扶患者枕部；另一手托住患者下颌，向上向后用力，同时腰部向后发力，使患者头部向后上旋，可听到颈椎的弹响声（图 2-2-15A、B）。

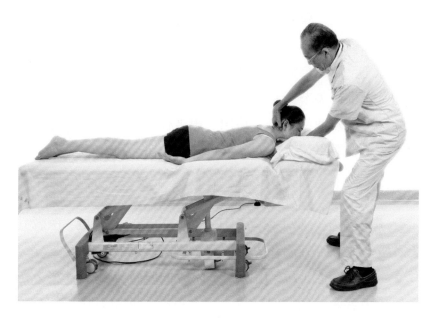

A

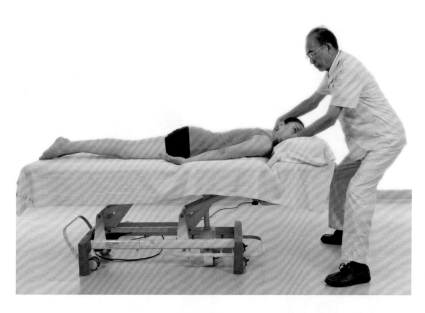

B

图 2-2-15 俯卧旋颈法

# 第三节　胸部整脊法

适用于岔气、胸椎小关节紊乱症、棘突滑囊炎、棘上韧带损伤、胸椎间盘突出症及脊椎后关节紊乱并发脏腑功能紊乱等，具有滑利关节、调整骨错缝、顺气理筋及通络止痛等功用。患者体位分为坐位与卧位两种，以下前四种手法患者取坐位，后四种手法患者取卧位。

## 一、按枕扩胸法

**体位**　患者端坐，双手交叉抱住枕部，两肘分开外展，医者立其后，双手从患者腋下伸过，并压在患者的双手之上。

**手法**　医者胸部挺直，用膝顶于患者的胸背部病变棘突，在医者用两臂向后拉压患者两臂的同时，用力往上提拉，使患者作扩胸运动，连续3～5次，有时可听到弹响声（图2-3-1A、B）。

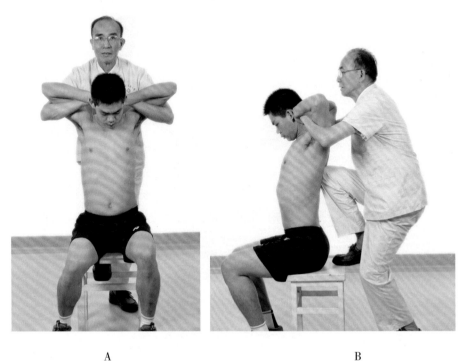

A　　　　　　　　　　　　　　　　B

图2-3-1　按枕扩胸法

## 二、定点旋胸法

**体位**　患者端坐，医者立其后，医者一手拇指顶住高起且有压痛的棘点，另一手扶住对侧肩前，助手面对患者，两腿紧夹患者两腿，同时两手压住患者两腿根部，维持患者正坐姿势。

**手法**　在顶住棘突的拇指向健侧推的同时，扶住对侧肩前的另一手使脊柱向患侧旋转，两手协同用力，有时可听到弹响声（图 2-3-2A、B）。

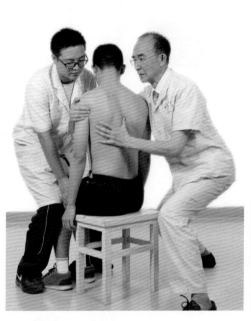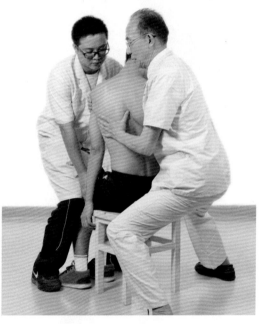

A　　　　　　　　　　　　　　B

图 2-3-2　定点旋胸法

## 三、压臂顶胸法

**体位**　患者坐在方凳上，双手交叉扣于枕部；医者立其后，以一膝顶住病变的胸椎后，让患者仰卧于膝上。

**手法**　医者双手分别以患者臂间伸过，置于两侧胸胁，以双肘下压患者双臂，同时膝部用力向上顶住胸椎，使胸部扩展，可听到弹响声（图 2-3-3A、B）。

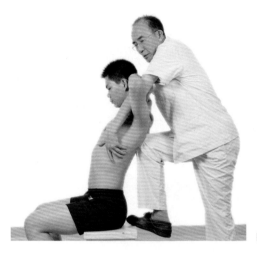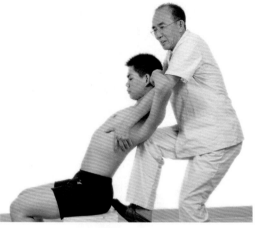

A        B

图 2-3-3　压臂顶胸法

## 四、伸臂推背法

**体位**　患者端坐，双手交叉上举，掌心朝上，肘部伸直。

**手法**　医者立其后，一手扶抱患者双臂向后，使胸背部过伸，另一手掌根部自上而下推按胸椎（图 2-3-4A、B）。

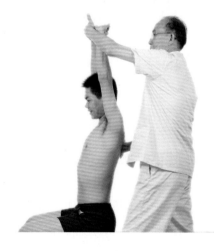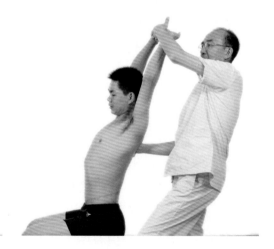

A        B

图 2-3-4　伸臂推背法

## 五、压肘旋胸法

**体位**　患者端坐，双手交叉扣于枕部；医者立其患侧，患者患侧肘部向下伸于医者腋下。

**手法**　医者一手拇指或掌根部顶住偏歪的棘突向对侧推，另一手按住上举的肘部向患侧压，使脊柱向患侧旋转，两手协同用力，有时可听到弹响声（图2-3-5A、B）。

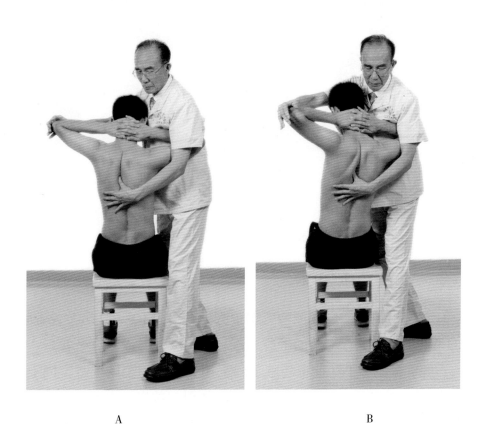

A

B

图2-3-5　压肘旋胸法

## 六、拉肩扳胸法

**体位**　患者俯卧位，医者立其床边，一手掌根部顶抵高起的棘突，另一手扶持患侧肩部。

**手法** 医者用掌根部将高起的棘突推向对侧，另一手推肩部，作旋转斜扳动作（图2-3-6A、B）。

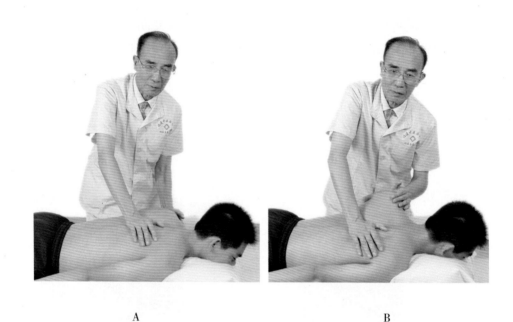

A B

图2-3-6 拉肩扳胸法

## 七、侧卧旋胸法

**体位** 患者侧卧，胸椎侧弯或偏歪胸椎棘突向下，双手交叉置于胸前，下面的下肢自然微曲，上面的下肢屈髋屈膝；医者弓步面对患者。

**手法** 医者一手穿过患者腋下，采用钩手使偏歪胸椎棘突向上，医者肩部紧压患者肩部向下用力；医者另一侧肘部按压患者髂嵴部，作相反方向的用力扳动，使腰部被动扭转，逐渐增加活动幅度，可听到弹响声（图2-3-7A、B）。

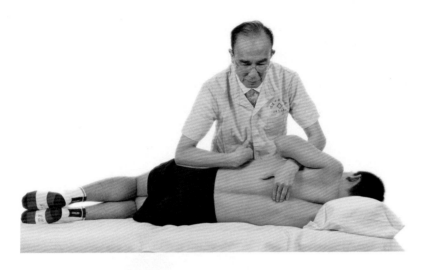

A

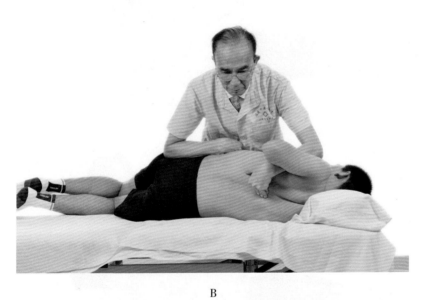

B

图 2-3-7　侧卧旋胸法

## 八、支点压胸法

**体位** 患者仰卧，双手交叉横放胸上。

**手法** 医者立患者右侧，左肘托头部尽量屈曲，左手伸到患者背部治疗点，握拳向上作支点，然后放下头部，医者右手放在患者双手上，并用力下压，可把左手力点从上胸椎下移到下胸椎，逐一用力下压（图2-3-8A、B）。

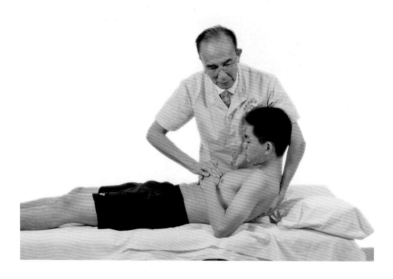

A

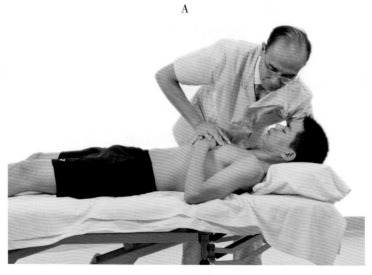

B

图2-3-8 支点压胸法

### 九、抱头压胸法

**体位** 患者仰卧，双手交叉置对侧肩上抱紧，双肘置胸骨上；医者弓步立于患者右侧。

**手法** 医者左手托头部尽量屈曲，右手从患者左侧伸到患者背部治疗点，钩手按住偏歪棘突；然后放下头部（上段，身体抬起15°～30°；中段，身体抬起30°～45°；下段，身体抬起45°～60°）。医者胸部贴于患者双肘用力下压，有时可听出弹响声（图2-3-9A、B）。

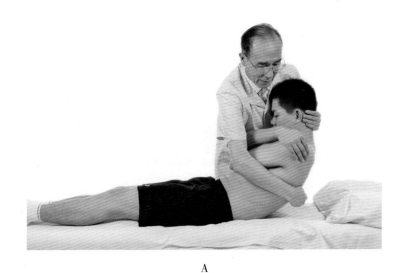

A

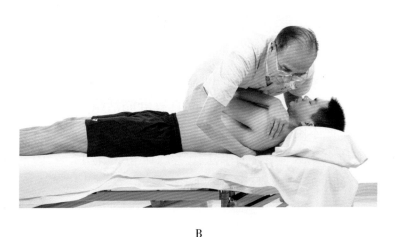

B

图2-3-9 抱头压胸法

十、叠掌按压法

**体位** 患者俯卧位，医者立其旁。

**手法** 双掌相叠按压于病椎上，屈肘蓄力，伸肘发力，作上下垂直按压 5 ~ 6 次（图 2-3-10）。

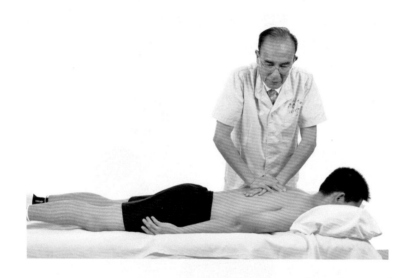

图 2-3-10 叠掌按压法

# 第四节 腰部整脊法

适用于闪腰、腰部劳损、腰椎间盘突出症、腰椎小关节紊乱症、椎管狭窄症、骶髂关节及髋关节骨错缝等，具有舒筋活络、滑利关节、整复骨错缝等功用。患者体位分为坐位、卧位、蹲位、立位等，以下第 1 ~ 7 种手法患者取坐位，第 8 ~ 16 种手法患者取卧位，第 17 ~ 19 种手法患者取蹲位与立位。除手法外，还采用踩跷法。

## 一、定点旋腰法

**体位** 患者端坐，医者站在患者背后偏患侧，助手面对患者，两腿夹住患者健侧大腿，双手压住大腿根部，维持患者正坐姿势。

**手法** 医者先摸清高起、外凸或有压痛的棘突，一手拇指顶住该棘突，另一手自患者腋下伸向前，掌部压于颈后，嘱患者慢慢弯腰到最大限度，然后医者按颈的手下压，肘部上抬，使患者腰部向后内侧作最大幅度旋转；同时顶住棘突的拇指用力向对侧推挤，可觉察指下椎体轻微错动，并伴随弹响声（图2-4-1A、B）。

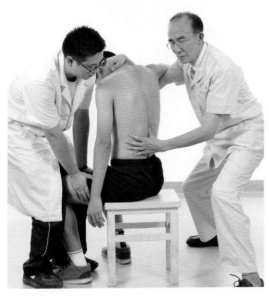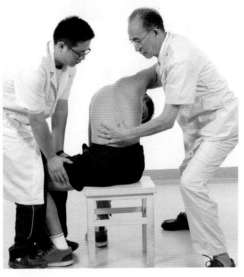

A            B

图2-4-1 定点旋腰法

## 二、扶肩旋腰法

**体位** 患者端坐，医者站在患者背后偏患侧，助手面对患者，两腿紧夹患者两腿，同时两手压住患者两腿根部，维持患者正坐姿势。

**手法** 医者一手拇指顶住患部棘突，另一手扶住对侧肩部外侧，肩部顶住患者肩部，紧抱患者上身向患侧旋转，同时顶住棘突的拇指用力向对侧推挤，可觉察指下椎体轻微错动，并伴随弹响声（图2-4-2A、B）。

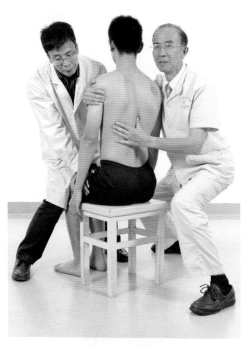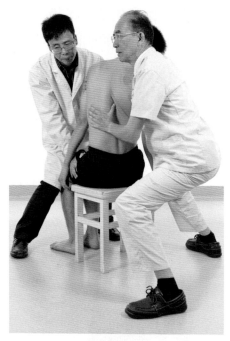

A             B

图2-4-2　扶肩旋腰法

### 三、穿臂旋腰法

**体位**　患者端坐，双手交叉抱头，肘部尽量向前，医者立其后，助手面对患者，两腿紧夹患者两腿，同时两手压住患者两腿根部，维持患者正坐姿势。

**手法**　医者一手拇指顶住患部凸起的棘突，另一手穿过患侧肘前臂间，握住对侧肩部，使患者腰部前屈，然后向后内侧旋转，同时顶住棘突的拇指向对侧推挤，可伴随弹响声（图2-4-3A、B）。

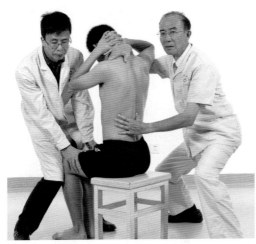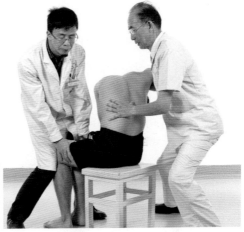

A                      B

图 2-4-3　穿臂旋腰法

## 四、单人旋腰法

体位　患者端坐，双腿并拢。

手法　医者用两腿夹住患者双腿以固定，然后一手推肩，另一手拉肩，作相反方向的用力旋转扳动，有时可听到弹响声（图 2-4-4A、B）。

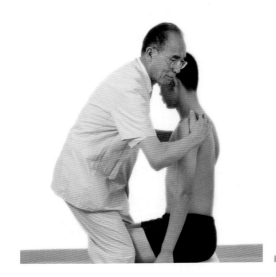

A                      B

图 2-4-4　单人旋腰法

## 五、后伸旋腰法

**体位**　患者端坐，医者坐其后。

**手法**　医者一手掌根部顶住患者棘突，另一手按压同侧肩前，使患者后仰，身体重心落在医者掌根部，然后医者向后内侧推肩，使腰部向后内侧旋转，常可听到弹响声，同时掌根部有椎骨错动感觉（图2-4-5A、B）。

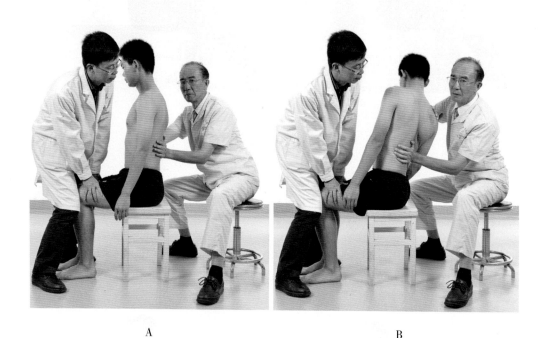

A                                      B

图 2-4-5　后伸旋腰法

## 六、摇转侧倾法

**体位**　患者端坐，医者站在患者背后，助手面对患者，两腿紧夹患者两腿，同时两手压住患者两腿根部，维持患者正坐姿势。

**手法**　医者两臂从患者腋下穿过，抱住患者向上提托，将患者躯干向左右轻轻摇转5～6次后，令患者深吸气，并使患者身体稍后仰，向患侧倾斜（图2-4-6A、B）。

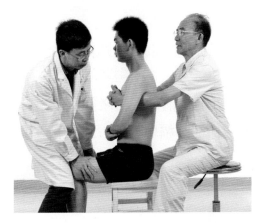
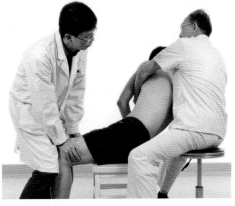

A　　　　　　　　　　　　　B

图 2-4-6　摇转侧倾法

### 七、吸气侧倾法

**体位**　患者坐在床边，医者立其后，助手蹲在患者前方，一手按住双膝，另一手抱住双侧足踝。

**手法**　医者两臂从患者腋下穿过，抱住患者向上提托，将患者躯干向左右轻轻摇转 5 ~ 6 次后，令患者深吸气，医者在保持牵引下，使患者身体稍后仰，并向患侧倾斜（图 2-4-7A、B）。

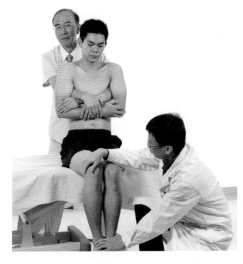
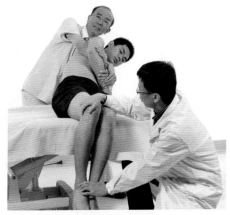

A　　　　　　　　　　　　　B

图 2-4-7　吸气侧倾法

## 八、侧卧斜扳法

**体位** 患者侧卧位,下面的下肢自然微曲,上面的下肢可能屈髋屈膝,医者面对患者站立。

**手法** 医者两手或两肘分别扶按病人的肩前部及髂嵴部,作相反方向的用力扳动,使腰部被动扭转,逐渐增加活动幅度,可听到弹响声（图2-4-8A、B）。

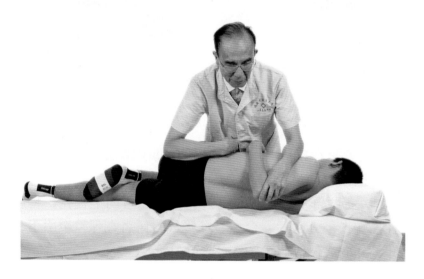

A

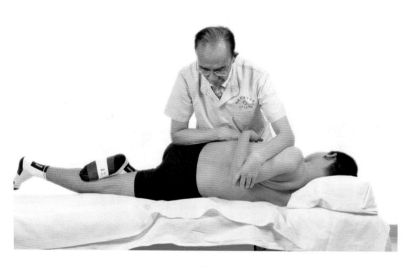

B

图2-4-8 侧卧斜扳法

## 九、定点斜扳法

**体位**　患者侧卧位，下面的下肢自然微曲，上面的下肢屈髋屈膝，医者面对患者站立。

**手法**　患者双手交叉置胸前，医者一手穿过患者腋下，钩手定点按压偏歪或隆起的棘突，肘部按住患者肩前部，另一肘扶按患者的髂嵴部，用力作相反方向的扳动，使腰部被动扭转，可听到弹响声（图2-4-9A、B）。

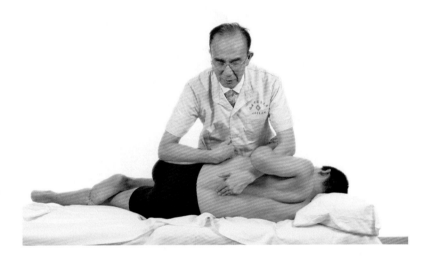

A

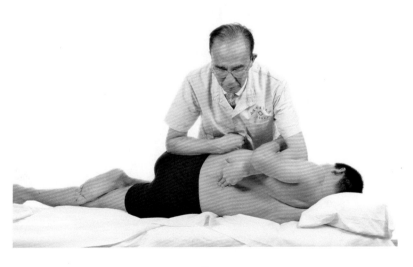

B

图2-4-9　定点斜扳法

## 十、俯卧旋腰法

**体位**　患者俯卧法，两腿稍分开，医者站在患侧床边。

**手法**　医者一手掌根部顶住患部棘突，另一手臂从双侧（或患侧）大腿下面伸进，将双腿（或患腿）抱起，伸膝伸髋，以患椎为支点，将下肢旋向后外侧，逐渐增加腰部旋转幅度，有时可听到弹响声（图2-4-10A、B）。

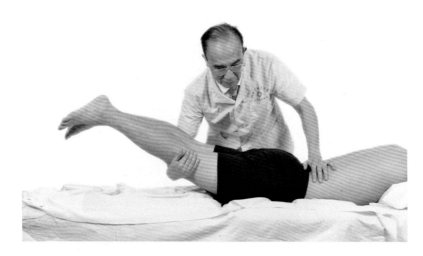

A

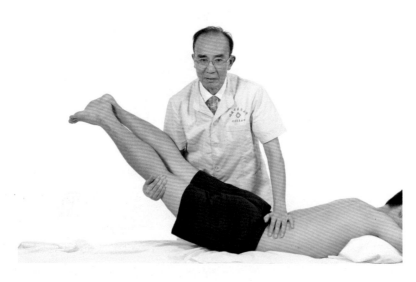

B

图2-4-10　俯卧旋腰法

## 十一、按腰提扳法

**体位**　患侧俯卧位，医者站在患侧床边。

**手法**　医者一手按压腰部患处棘突，另一手依次向背侧提扳患者对侧肩部及大腿，使腰部后伸旋转至最大限度（图2-4-11A、B）。

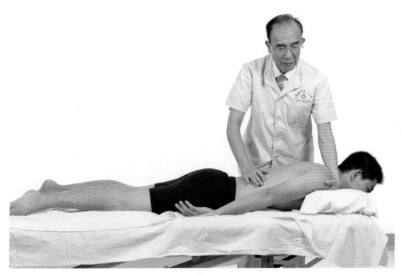

A

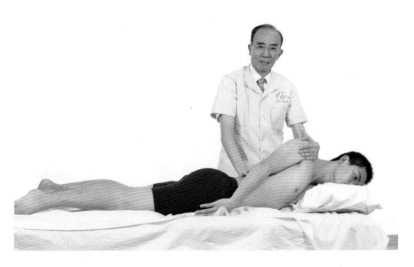

B

图2-4-11　按腰提扳法

### 十二、握踝伸腰法

**体位** 患者俯卧位，医者站在患侧床边。

**手法**

Ⅰ式（手按腰法）：医者一手按压腰部患处棘突，另一手握住患者一侧踝部，慢慢向上提拉，使腰部后伸旋转至最大限度（图2-4-12A、B）。

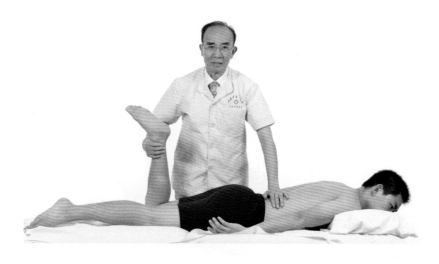

A. 手按腰法（一）

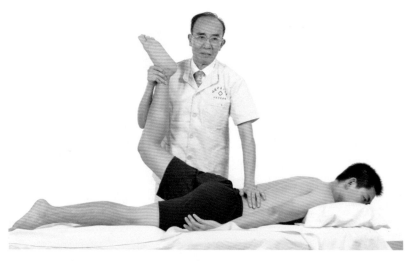

B. 手按腰法（二）

Ⅱ式（膝顶腰法）：医者用膝部顶压患者腰椎，两手分别握住病人两踝慢慢向上提拉，使腰部过伸，如此一拉一放，可重复5～6次（图2-4-12C、D）。

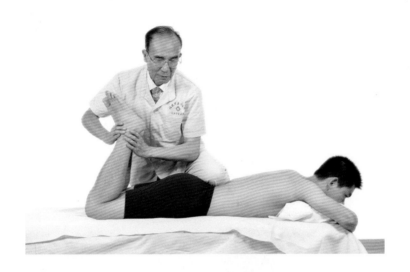

C. 膝顶腰法（一）

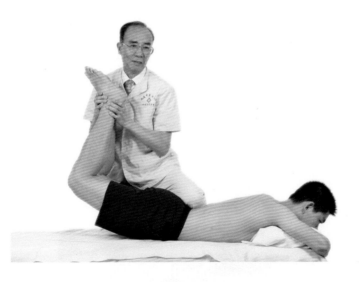

D. 膝顶腰法（二）

图 2-4-12　握踝伸腰法

## 十三、屈髋分腿法

**体位**　患者仰卧，双下肢屈髋、屈膝，两足底相对。医者立于床边。

**手法**　医者用双手按压患者膝部向两侧分开，按压力量由轻到重，逐渐增加下肢外展外旋的幅度（图2-4-13A、B）。

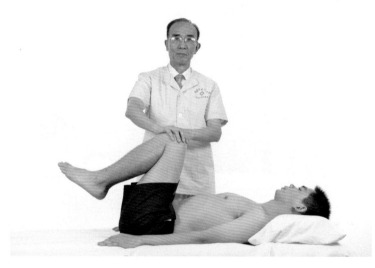

A

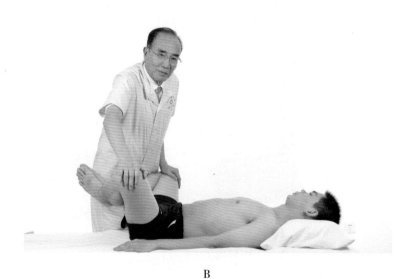

B

图2-4-13　屈髋分腿法

## 十四、屈髋旋腿法

**体位** 患者仰卧，下肢伸直，医者立于床边。

**手法** 医者一手扶持患者膝部，另一手握住患者踝部，使髋、膝关节屈曲，然后逐渐外展、外旋或内收、内旋，并伸直牵拉下肢。两侧下肢可交替进行 2 ~ 3 次（图 2-4-14A、B）。

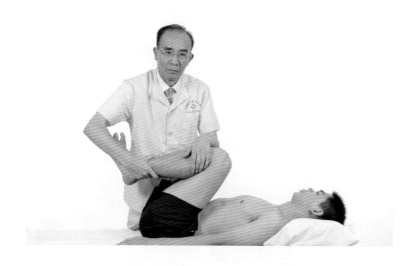

A

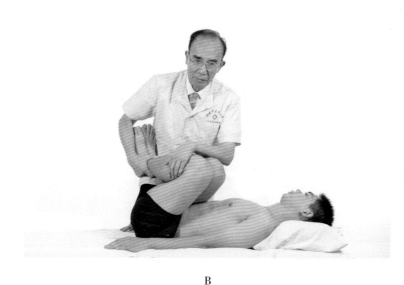

B

图 2-4-14 屈髋旋腿法

## 十五、屈髋压肩法

**体位** 患者仰卧，屈髋屈膝，医者立于床边右侧。

**手法** 医者双手扶持其膝部并使膝部贴近胸前，推膝作顺时针方向旋转 3 ~ 5 次，然后左手固定患者右肩，右手向对侧下压双膝，双手交错用力。医者也可立于床边右侧，同上法推膝作逆时针方向旋转，然后双手交错用力压肩膝（图 2-4-15A、B）。

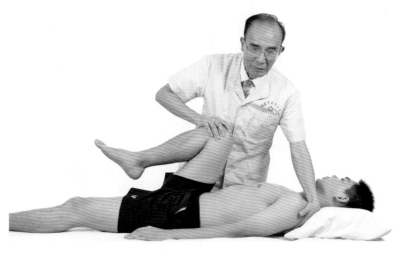

A

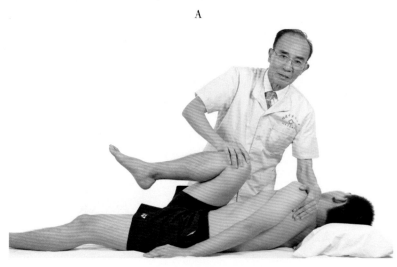

B

图 2-4-15 屈髋压肩法

## 十六、腰部牵抖法

**体位** 患者俯卧，双手用力抓住床头，医者站立床尾，脚下垫高，面对患者。

**手法** 医者双手分别握住患者双踝上部，并用力向后牵拉，医者上身可后仰，以增加牵引力，然后将患者身体作左右摆动，待患者腰部放松时，突然向上提拉踝部，将臀部抖起，离床 10 ~ 20cm，并用力牵拉，重复操作 3 ~ 5 次，抖动幅度可由小到大（图 2-4-16A、B）。

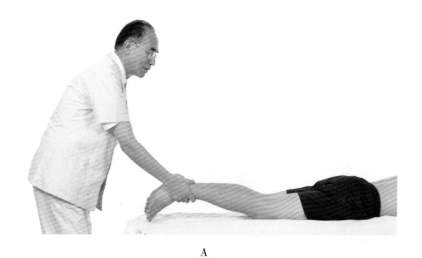

A

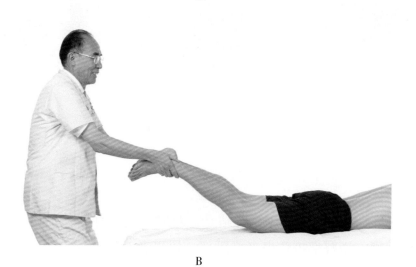

B

图 2-4-16 腰部牵抖法

## 十七、蹲位叠挤法

**体位** 患者下蹲，两手抱膝前，医者立于患者身后，两膝抵住患者腰骶部。

**手法** 医者一手按压一侧肩部，另一手扶住对侧膝部，两手相对推挤 3～5 次，逐渐增加力量，使腰部产生较大的前屈与旋转活动，然后医者双手按住患者两肩，作腰部左右侧屈与前后屈伸活动，最后在中立位突然用力向下按肩 3 次，使腰部屈曲抖动。适用于椎管狭窄症，具有使椎管扩大、减轻马尾神经或神经根受压等功用（图 2-4-17A、B、C）。

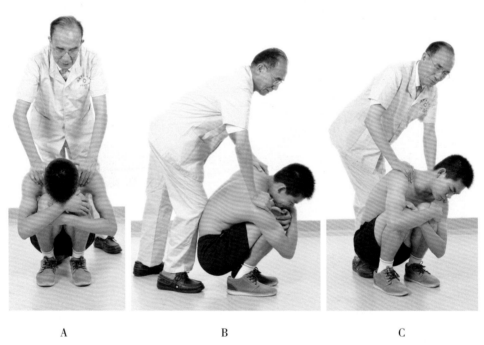

A          B          C

图 2-4-17　蹲位叠挤法

## 十八、后背晃抖法

**体位** 医者与患者背靠背站立，双肘交互挽住，然后医者背起患者并向前弯腰，用臀部抵住患者腰骶部，使患者双足离地，背部后伸躺在医者的背上。

方法　待患者全身放松后，医者的腰臀部带动患者的腰部作前后、左右晃动，然后再加大前屈，用双足跟升降抖动患者腰部 2 ~ 3 次，最后慢慢放下病人站立（图 2-4-18A、B）。

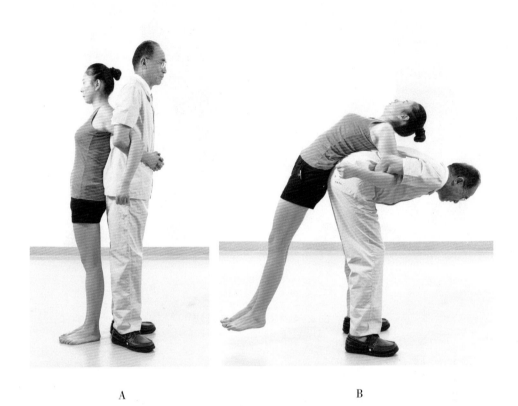

A                                            B

图 2-4-18　后背晃抖法

### 十九、侧背晃抖法

体位　患者立正，医者站于患者健侧，双足分开与肩等宽，与其并排站立。医者一手从其身后揽住腰部，并用另一手握其腕，使其上肢搭于医者肩上。

方法　医者身体向对侧弯，用髂嵴抵住患者一侧腰部，使患者双足离地，待患者全身放松后，医者通过骨盆左右晃动 5 ~ 6 次，带动患者升降与加大腰部侧弯，最后慢慢放下病人站立（图 2-4-19A、B）。

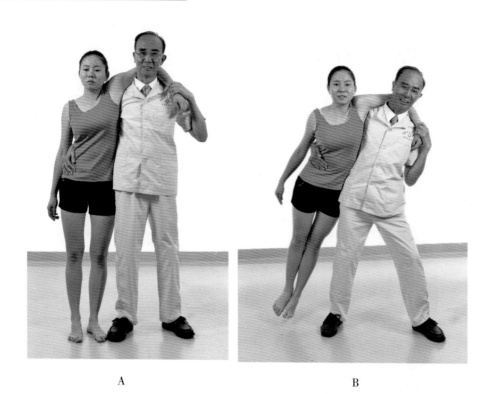

A            B

图 2-4-19　侧背晃抖法

## 二十、腰部踩跷法

**体位**　患者俯卧位，躯干下铺以软垫，医者借双杠支撑身体，站在患者臀部上。

**方法**

（1）推挤：医者一足站在臀部上，另一足沿骶棘肌自下而上推挤背部，双足可交替进行 3～5 次（图 2-4-20A）。

（2）旋揉：医者两足站在臀部上，以两足第五跖趾关节为轴心作内旋（踇趾相对）与外旋（足跟相对）动作，搓揉臀部软组织，反复进行 3～5 次（图 2-4-20B）。

（3）点按: 医者一足站在臀部上，另一足的踇趾或足跟点按命门、肾俞、腰阳关、腰俞、环跳等穴位（图 2-4-20C）。

（4）震颤：医者一足站在床上，另一足的第一跖骨头点按在痛点或穴位上，然后作足跟迅速、有节律的升降动作、发出震颤，频率为160～200次/分，以第一跖骨头传递至点按处（图2-4-20D）。

（5）弹跳：医者一足站在床上，另一足的第一跖骨头点按在痛点或穴位上，令患者作张口深呼吸。患者吸气时，医者前足弹起，足跟平落，轻踩患者腰背部；患者呼气时，医者足跟提起，前足跳落，用力通过第一跖骨头按压患者痛点或穴位上。医者可利用扶手调节踩跷时的压力，以患者能忍受为度。踩跷作用力的方向可垂直向床面，或由脊柱侧弯的凸侧呈斜线踩跷（图2-4-20E）。

（6）踏步：医者双足站在臀部，双手支撑在双杠上，然后双足交替轻踩患者背部小踏步前进或后退（图2-4-20F）。

（7）侧扳：患者侧卧，下腿伸直，上腿屈髋屈膝，医者一足站在髂嵴上方，另一足沿大腿外侧作推法；或者一足踩在髂嵴上方用力推向前（使骨盆旋前），另一足踩在肩前用力推向后（使上身旋后），两足协同用力，常可听到弹响声（图2-4-20G）。

（8）摩擦：患者俯卧，医者一足站在床上，另一足跖面轻踩在患者腰背部，呈上下、左右直线或顺、反时针方向环形摩擦，用力均匀，往返频率为30～40次/分。常作为踩跷的结束活动（图2-4-20H）。

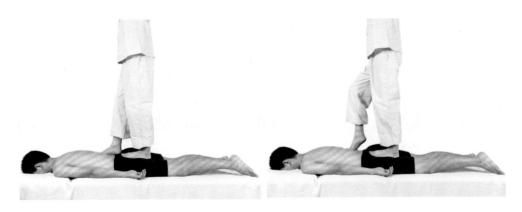

A                                    B

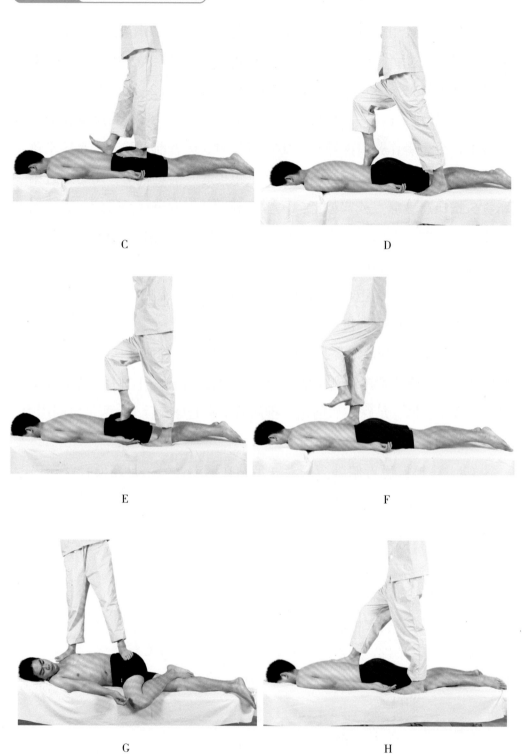

C

D

E

F

G

H

图 2-4-20　腰部踩跻法

# 第三章 南少林练功法

## 第一节 南少林静功

静禅功是南少林功法中重要的组成部分，主要分为坐禅和卧禅。在练功的过程中，应当注意精神内守，《黄帝内经》有云："恬淡虚无，真气从之，精神内守，病安从来"。内守过程中若发现杂念，并且杂念很多，则为精神内守的第一步，针对杂念不应该想着如何去消灭它或者是助长其发展，可以采用"内观"法，静观杂念，古人云"念起是病，不续是药"，在静观的过程中，尽量做到我与杂念二者分开，最终达到"念我两忘"的境界。

### 一、坐功

**动作要领**

1. **自然盘** 头部正中位，嘴唇微闭，双目下垂，眼观鼻，鼻观心。含胸拔背，虚领顶颈。舌顶上颚，收腹提肛。两腿交叉盘起，两足均安放于坐具上，可以分别压在对侧膝下。男性左手背放在右掌心上，女性右手背放在左手掌心上。然后两手大拇指的指尖相对，向外形成一个心形的空心拳状态。练功过程中通过两手结印（拇指指尖相对）的动作，将两手臂气脉运行在此交汇，气血向上走行，直达任督二脉。由此形成一种良性的循环状态（图3-1-1）。

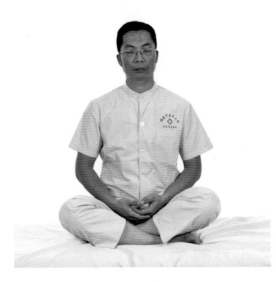

图 3-1-1 自然盘

2. 单盘　头部、上半身及手臂的安放均同自然盘，只是在盘坐时将一条腿盘在另一条腿上，左压右或右压左可根据个人的习惯。这种坐法只有一足与坐具相接触（图 3-1-2）。

3. 双盘　头、身、手臂姿势均同自然盘，左脚背压在右腿的大腿上，右脚背压在左腿的大腿上，两足心均应朝天。两手放在大腿上，手背向下。男性左手背放在右掌心上，女性是右手背放在左手掌心上（图 3-1-3）。

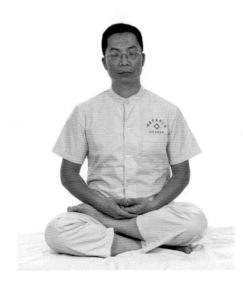

图 3-1-2 单盘

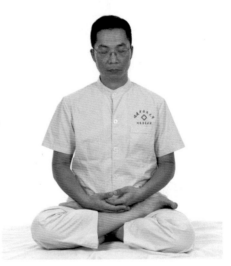

图 3-1-3 双盘

## 二、卧功

**动作要领**

1. 环阳式　仰面睡，双手虎口交叉，男性左手背放在右掌心上，女性是右手背放在左手掌心上，掌心贴在肚脐上方，伸直两腿，两足重叠交叉成八字形，闭目内视，舌顶上腭，凝神定志，调匀呼吸（图3-1-4）。

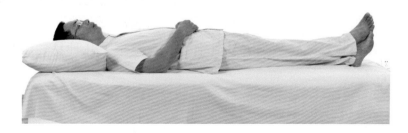

图3-1-4　环阳式

2.希夷式　侧身睡，如果右侧睡则屈右胳膊，右手心垫在脸下，张开虎口，耳朵放在大拇指与食指之间，使耳窍下留一空处。腰背伸直，屈右腿，左腿稍屈曲，放于右腿下方，泰然躺在床褥之上。左侧身睡的方法反过来即可（图3-1-5）。

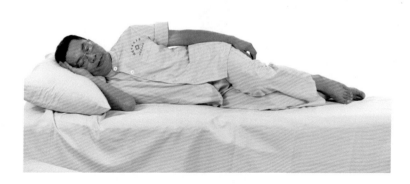

图3-1-5　希夷式

# 第二节　南少林站桩功

以站式为主，肢体保持某种特定的姿势，使全身或某些部位的松紧度呈持续的静力性的运动状态，从而提高体能，防治疾病的静功功法。站桩功能增强体能，是各门武术的基础功法，还可治疗各种慢性疾病等。

"桩"是树桩的意思，"功"是功夫。站桩功也称"立禅"，是南少林武术的基本功，依此入门修炼可以提高体能、治疗疾病，更可依此为媒介参悟上乘功夫。《黄帝内经》中，就有"上古有真人者，提挈天地，把握阴阳，呼吸精气，独立守神，肌肉若一，故能寿蔽天地"的记载。

根据笔者经验，结合现代人的生活方式，整理了几种易学、易练的站桩功加以介绍。

## 一、三圆桩

### （一）动作要领

两脚开立同肩宽，双足平行，足趾抓地，两腿微屈，膝不过足尖，含胸拔背，虚领顶颈，舌顶上颚，两眼微闭。两臂抬起与双乳头平高，肘略低于肩，作环抱状，两手十指自然张开，虎口圆，肘关节圆，掌心圆。掌心相对，相距一尺左右。体察两掌之间的吸引力及排斥力（图 3-2-1）。

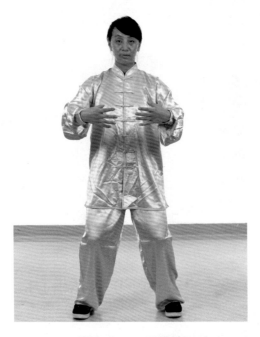

图 3-2-1　三圆桩

### （二）注意事项

三圆桩是运动量最轻，最容易入门的一种站桩功，适合于各类体质的人群锻炼；练功时间一般半小时以上，可因人而异；练功时应两眼微闭，眼睁太大意念易受外界干扰，眼全闭易于昏沉；练功结束后应注意收功。双掌重叠置于神阙穴（男的左手在内，女的右手在内），静养5分钟，然后慢慢睁开眼睛。以下几个站桩功均应注意收功，不再重复。

## 二、马步桩

### （一）动作要领

两脚平行开立，两脚间距约为本人脚掌的3倍长，脚跟稍微向外蹬、屈膝半蹲，膝部不得超过脚尖，大腿接近水平，足趾微抓，自觉根深入地，身体重心落于两脚之间。两手胸前合掌。头正、颈直，挺胸、塌腰，口齿轻闭，舌顶上颚，气沉丹田，调匀呼吸（图3-2-2）。

### （二）注意事项

体会好像安坐在凳子上的心态，是能持久站立的诀窍；马步桩锻炼强度最大，应循序渐进。适合于体质较好的青壮年，初练从5分钟入手，然后逐渐增加到30分钟。

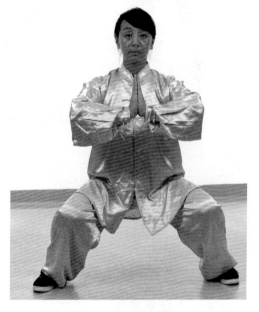

图 3-2-2　马步桩

## 三、剑指桩

### （一）动作要领

采用马步站桩，双臂缓缓上抬，把掌变为剑指，指尖向前，掌心相对，两臂与肩平，呈一条直线；上身正直，收腹提肛，百会、会阴和两脚连线中点呈条一直线；两膝自然外开，膝不超出脚尖，膝与脚尖呈一条直线；两眼平视，似看非看，全身放松，注意力集中于剑指（图3-2-3）。

### （二）注意事项

剑指桩练习到一定时候，两臂经络会自然畅通，剑指内劲凝聚，功到自然成。但是不要轻易发放外气，否则容易耗伤内气。

### 四、虚步桩

#### （一）动作要领

两脚前后开立。后脚外展 45°，屈膝半蹲，重心落于后腿上。前脚也外展 45°，脚尖虚点地面。两手抱拳放腰间。挺胸、塌腰、两脚虚实分明（图 3-2-4）。

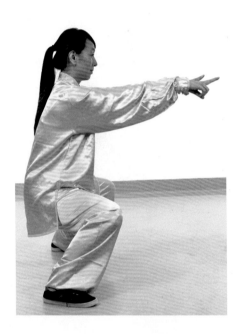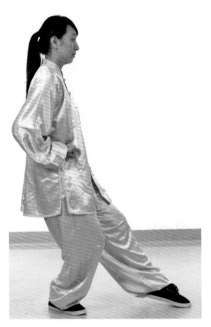

图 3-2-3　剑指桩　　　　　　　图 3-2-4　虚步桩

#### （二）注意事项

可以左右脚交替站立，站桩时间逐渐增加。

## 第三节　颈部练功法

可坐位或站立，站时双足分开与肩同宽，双手叉腰进行深呼吸并做以下动作：

### 一、仰天朝地

吸气时颈部尽量前屈，脸朝地面，使下颌接近胸骨柄上缘；呼气时颈部后伸至最大限度，仰望天空，反复6 ~ 8次（图3-3-1A、B）。

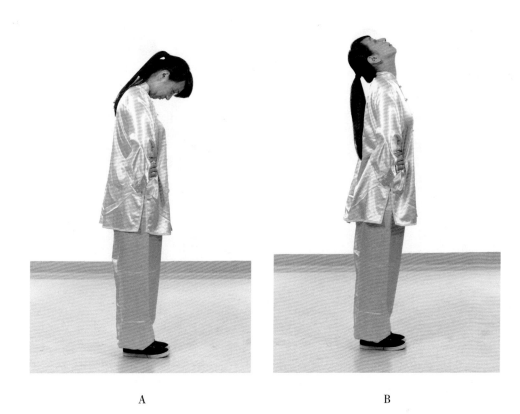

A                                                                B

图 3-3-1　仰天朝地

## 二、头项侧屈

吸气时头向左屈，呼气时头部还原正中位；吸气时头向右屈，呼气时头还原。左右交替，反复6 ~ 8次（图3-3-2）。

## 三、左右观瞧

深吸气时头向左转，眼瞧左方，呼气时头部还原正中位；深吸气时头向右转，眼瞧右方，呼气时头部还原正中位。左右交替，反复6 ~ 8次（图3-3-3）。

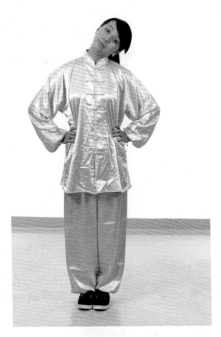

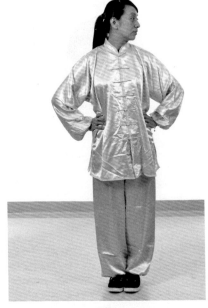

图 3-3-2　头项侧屈　　　　　　　　图 3-3-3　左右观瞧

## 四、回头望月

深吸气时头向左后上方转，眼瞧左后上方，似望天空月亮，呼气时头部还原正中位；深吸气时头向右后上方转，眼瞧右后上方，呼气时头部还原正中位。左右交替，反复 6～8 次（图 3-3-4）。

## 五、前伸探海

深吸气时头伸向左前下方，眼看左前下方，似向大海窥探一样，呼气时头部还原正中位；深吸气时头伸向右前下方，眼看右前下方，呼气时头部还原正中位。左右交替，反复 6～8 次（图 3-3-5）。

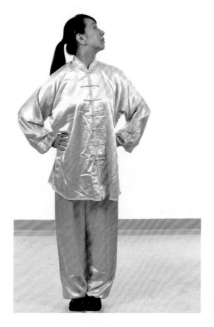

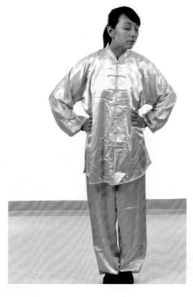

图 3-3-4　回头望月　　　　　　　图 3-3-5　前伸探海

## 六、白鹅引颈

　　吸气时头部保持正中位，呼气时头部尽量向前伸，如白鹅引伸颈项，还原时深吸气，且头部稍用劲后缩。注意身体保持端正，不得前后晃动，反复伸缩 6 ~ 8 次（图 3-3-6A、B）。

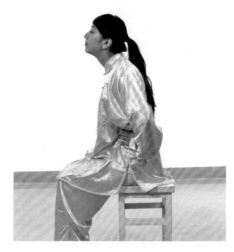

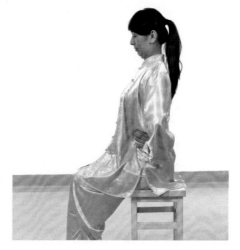

A　　　　　　　　　　　　　　　B

图 3-3-6　白鹅引颈

# 第四节　胸部练功法

两脚开立，稍宽于肩，配合深呼吸并做以下动作：

## 一、左右开弓

两虎口相对成圆形，掌心向前，离面部约 30cm，眼视前方，深吸气。右手轻握拳，左手伸掌，掌心向前，开至体侧，同时头向左转，眼随左手，似张开弓箭，深呼气。还原预备势，深吸气，换左手轻握拳，右手伸掌开弓。左右交替，反复 6 ~ 8 次（图 3-4-1）。

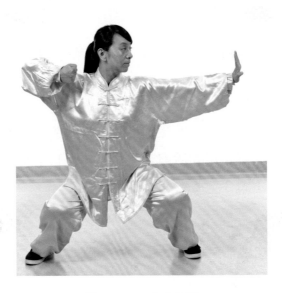

图 3-4-1　左右开弓

## 二、开阔胸怀

两手掌交叉于腹前，掌心向里，深吸气。两臂交叉上举，眼视两手。两手翻掌经体侧划弧下落，眼随左手下移，深呼气。还原成预备姿势，重复上述动作，但眼随右手下移。左右交替，反复 6 ~ 8 次（图 3-4-2A、B）。

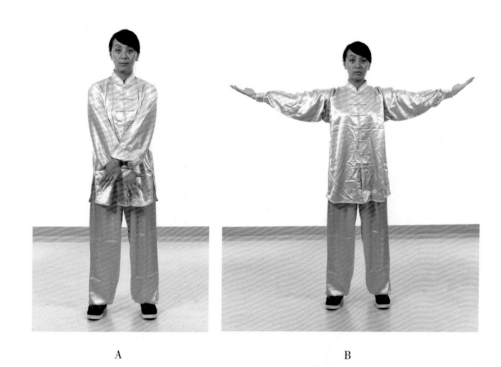

A

B

图 3-4-2　开阔胸怀

## 三、展翅飞翔

两臂伸肘上提经体后侧成
"展翅"状，肘高于眉，手背相对，
眼随左肘上提，深吸气。两肘下
落，两手成立掌，再经体前徐
徐下按，深呼气，还原成预备姿
势（图 3-4-3）。重复上述动作，
但眼随右肘上提。左右交替，
反复 6 ~ 8 次。

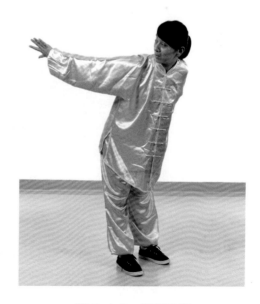

图 3-4-3　展翅飞翔

# 第五节  腰背部练功法

## 一、风摆荷叶

双足分开与肩同宽站立，双手叉腰，腰部作顺时针及逆时针方向旋转各 1 次，似荷叶随风摆动，然后由慢到快、由小到大地顺逆交替回旋 6 ～ 8 次（图 3-5-1）。

## 二、五点支撑

仰卧位，双侧屈肘、屈膝，以头、双足、双肘五点作支撑，双掌托腰用力把腰拱起，反复多次（图 3-5-2）。

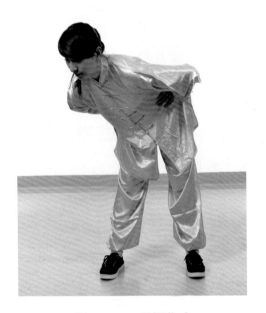

图 3-5-1  风摆荷叶

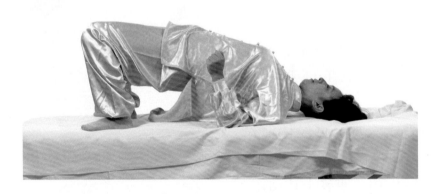

图 3-5-2  五点支撑

## 三、飞燕点水

俯卧位，双上肢靠身旁伸直，把头、肩并带动双上肢向后上方抬起，双下肢直腿向后上抬高，进而两个动作合并同时进行成飞燕状，反复多次（图3-5-3）。

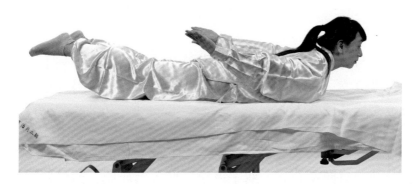

图 3-5-3 飞燕点水

四、抱膝滚摇

仰卧，屈髋屈膝，双手十指交叉抱膝，低头，腰背部用力左右翻滚或前后滚摇，反复多次（图3-5-4）。

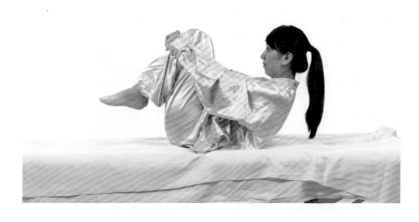

图 3-5-4 抱膝滚摇

# 第六节　肩肘部练功法

## 一、顺水推舟

双足分开与肩同宽站立，双手握拳放在腰间。用力将一上肢向前上方伸直，由拳变立掌，掌心向前如推舟状。慢慢收回，换另一手推出，左右交替，反复多次（图3-6-1）。

## 二、内外运旋

双足分开与肩同宽站立，双手握拳，肘关节屈曲，前臂旋后，利用前臂来回画圆圈作肩关节内旋和外旋活动，一肘伸直向前时，另一肘屈曲向后，两臂交替，反复多次（图3-6-2）。

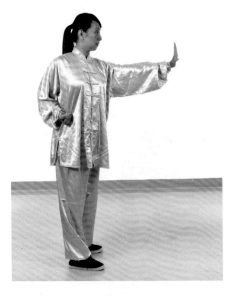 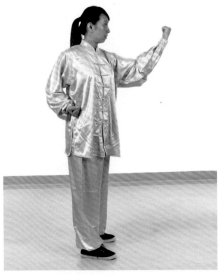

图3-6-1　顺水推舟　　　　　　　　图3-6-2　内外运旋

## 三、叉手托天

双足分开与肩同宽站立，两手手指交叉，两肘伸直，掌心向前。健肢用力帮助患臂左右摆动，同时逐渐向上举起，掌心朝天，以患处不太疼痛为度（图3-6-3）；亦可双手手指交叉于背后，掌心向上，健肢用力帮助患臂作左右或上下摆动，以患处不太疼痛为度，反复多次。

四、蝎子爬墙

双足分开与肩同宽站立，正面及侧身向墙壁，用患侧手指沿墙徐徐向上爬行，使上肢高举到最大限度，然后再沿墙归回原处，反复多次（图3-6-4）。

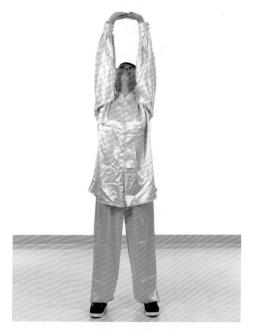

图3-6-3　叉手托天

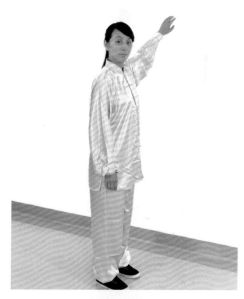

图3-6-4　蝎子爬墙

五、弓步云手

双下肢前后分开，成弓步站立，用健手托扶患肢前臂使身体重心先后移，双上肢屈肘，前臂靠在胸前，再使身体重心移向前，同时把患肢前臂在同水平上作顺时针或逆时针方向弧形伸出，前后交替，反复多次（图3-6-5A、B）。

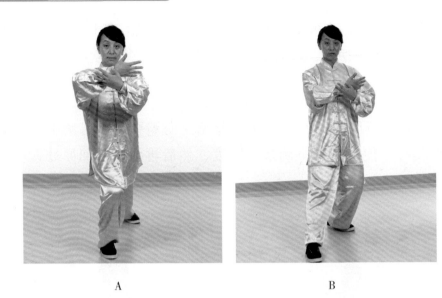

A           B

图 3-6-5　弓步云手

## 六、白马分鬃

双足分开与肩同宽站立，两臂下垂，两手交叉。身体前俯，眼看双手，两手交叉上举头顶，身体挺直；两臂上举后向两侧分开，恢复预备势，反复多次（图 3-6-6A、B）。

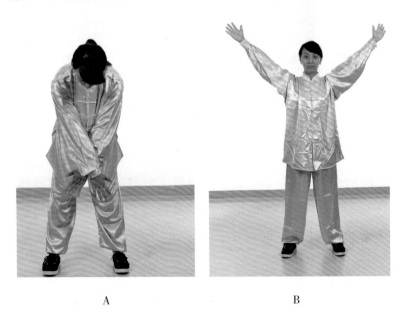

A           B

图 3-6-6　白马分鬃

# 第七节　腕手部练功法

## 一、仙人摇扇

双足分开与肩同宽站立，将患侧上臂贴于胸侧，屈肘 90°，手握棒，使前臂作旋前旋后活动，如摇扇状，反复多次（图 3-7-1A、B）。

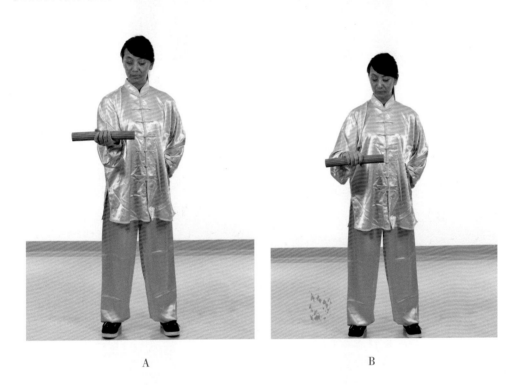

A　　　　　　　　　　　　　B

图 3-7-1　仙人摇扇

## 二、抓空握拳

将五指用力张开，再用力抓紧握拳，反复多次（图 3-7-2A、B）。

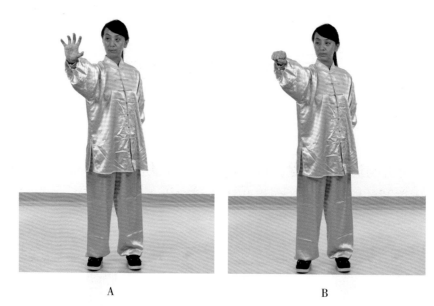

A                                    B

图 3-7-2　抓空握拳

## 三、上翘下钩

腕背伸，将手掌翘起成立掌势，逐渐抱掌屈，呈钩手，反复多次（图
3-7-3A、B）。

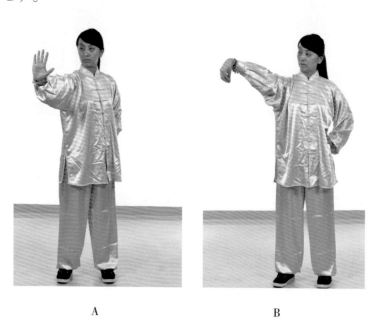

A                                    B

图 3-7-3　上翘下钩

# 第八节　下肢练功法

## 一、举屈蹬腿

仰卧，把下肢直腿徐徐举起，然后尽量屈髋屈膝背伸踝，再向前上方伸腿蹬出，如是反复多次（图 3-8-1A、B）。

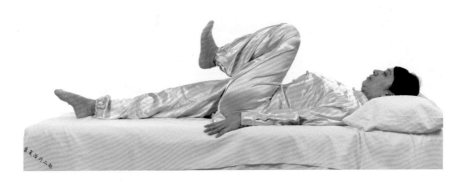

A

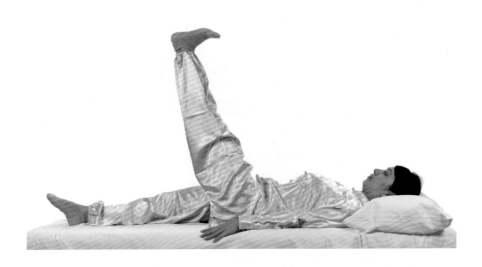

B

图 3-8-1　举屈蹬腿

二、翘足缩髌

又称股四头肌舒缩活动。患者卧位，膝部伸直，足趾自然放置，作股四头肌收缩与放松练习。当足趾上翘，股四头肌用力收缩时，髌骨向上提拉；当足趾还原，股四头肌放松时，髌骨恢复原位，反复多次（图3-8-2A、B）。

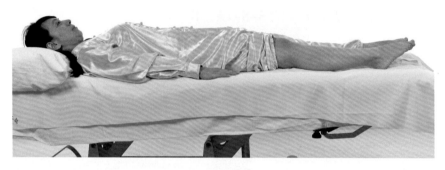

A

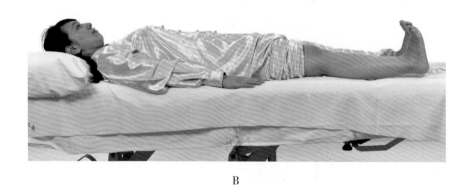

B

图 3-8-2　翘足缩髌

三、白鹤转膝

两足并拢站立，两膝稍屈曲成半蹲状，两手分别放在膝上，膝关节作顺、逆时针方向旋转活动，反复多次（图3-8-3）。

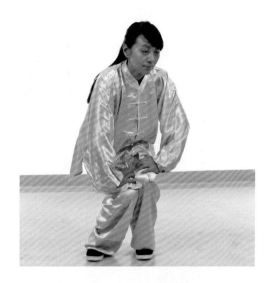

图 3-8-3　白鹤转膝

## 四、踝部伸屈

卧位、坐位均可，足部背伸至最大限度，然后跖屈到最大限度，反复多次（图 3-8-4A、B）。

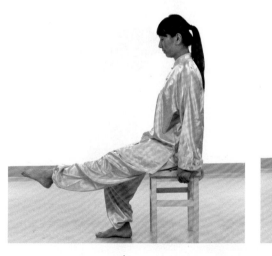

A

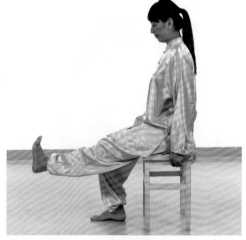

B

图 3-8-4　踝部伸屈

### 五、足踝旋转

卧位、坐位均可，足按顺、逆时针方向旋转，互相交替，反复多次（图
3-8-5）。

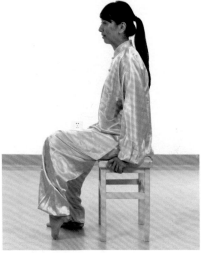

图 3-8-5　足踝旋转

### 六、搓滚舒筋

坐位，患足蹬踏圆棒，作前后滚动，使膝及踝关节作伸屈活动，反复
多次（图 3-8-6A、B）。

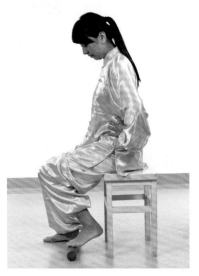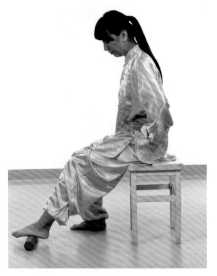

A                                    B

图 3-8-6　搓滚舒筋

# 参 考 文 献

1. 岑泽波 . 中医伤科学 . 上海：上海科学技术出版社，1985

2. 严隽陶 . 推拿学 . 北京：中国中医药出版社，2003

3. 孙树椿 . 清宫正骨手法图谱 . 北京：中国中医药出版社，2012

4. 王和鸣，张爱平 . 多方位整脊疗法 . 北京：中华医学电子音像出版社，1993

5. 王和鸣 . 中医骨伤科学 . 北京：中国中医药出版社，2007

6. 林子顺，王和鸣 . 南少林骨伤奇人林如高 . 北京：人民卫生出版社，2008

7. 王和鸣，王诗忠 . 图解南少林理筋整脊康复疗法 . 北京：人民卫生出版社，2011